Paula Clayton

BESCHWERDEN DER **ACHILLESSEHNE** SELBST BEHANDELN

Bibliografische Information der Deutschen Nationalbibliothek:
Die Deutsche Nationalbibliothek verzeichnet diese Publikation in der Deutschen Nationalbibliografie. Detaillierte bibliografische Daten sind im Internet über https://dnb.de abrufbar.

Für Fragen und Anregungen:
info@m-vg.de

Wichtiger Hinweis
Dieses Buch ist für Lernzwecke gedacht. Es stellt keinen Ersatz für eine individuelle medizinische Beratung dar und sollte auch nicht als solcher benutzt werden. Wenn Sie medizinischen Rat einholen wollen, konsultieren Sie bitte einen qualifizierten Arzt. Der Verlag und die Autorin haften für keine nachteiligen Auswirkungen, die in einem direkten oder indirekten Zusammenhang mit den Informationen stehen, die in diesem Buch enthalten sind.

Ausschließlich zum Zweck der besseren Lesbarkeit wurde auf eine genderspezifische Schreibweise sowie eine Mehrfachbezeichnung verzichtet. Alle personenbezogenen Bezeichnungen sind somit geschlechtsneutral zu verstehen.

3. Auflage 2025

Türkenstraße 89
80799 München
Tel.: 089 651285-0

Übersetzung: Sarah Henter
Redaktion: Frauke Bayer
Umschlaggestaltung: Karina Braun
Umschlagabbildung: shutterstock/Maridav
Fotos: Liz Quickenden
Illustrationen: Amanda Williams, Graham Bower
Satz: Daniel Förster, Belgern
Druck: Florjančič Tisk d.o.o., Slowenien
Printed in the EU

ISBN Print 978-3-7423-1368-3
ISBN E-Book (PDF) 978-3-7453-1062-7
ISBN E-Book (EPUB, Mobi) 978-3-7453-1063-4

Paula Clayton

BESCHWERDEN DER **ACHILLESSEHNE** SELBST BEHANDELN

Einfache und effektive Techniken
gegen Entzündungen und Schmerzen

riva

INHALT

VORWORT

Bei meinem ersten Buch *Iliosakralgelenk-Blockaden und das Piriformis-Syndrom: Das Handbuch für die manuelle Therapie* war ich überrascht darüber, wie viele Menschen, die an diesen Erkrankungen litten, das Buch kauften, um selbst etwas gegen ihre Beschwerden zu unternehmen. Andererseits kann ich das nur zu gut verstehen, da ich aus eigener Erfahrung weiß, was es bedeutet, Probleme mit dem Iliosakralgelenk zu haben. Ich nahm mir diese Erfahrung also zu Herzen und entschloss mich, dieses Mal meinen Lesern eine konkrete Hilfestellung zu geben und eine Reihe von »Selbsthilfe«-Büchern zu schreiben. Das erste dieser Reihe halten Sie nun in Händen.

Ich kann mir gut vorstellen, dass Sie dieses Buch gekauft haben, nachdem Sie mehrfach Schmerzen in der Achillessehne hatten, die Sie einfach nicht in den Griff bekommen. Aber Ihre Suche nach einer Lösung hat nun ein Ende! Ich habe alle Informationen, die wir (dank all der hervorragenden Forscher auf dem Gebiet der Tendinopathie) im Bereich der Physiotherapie aktuell haben, gesammelt und zusammengefasst: So können Sie endlich verstehen, wie es zu dieser Verletzung gekommen ist und was sie wahrscheinlich ausgelöst hat, sodass Sie in der Zukunft darauf achten können, wie Ihre Bewegungen möglicherweise zu Irritationen und Schmerzen in der Achillessehne führen. Ich sage »aktuell«, da die Forschung sich ständig weiterentwickelt, wodurch wir den menschlichen Körper immer besser verstehen lernen können. Was Sie auf diesen Seiten erfahren werden, sind jedoch Ratschläge auf dem allerneuesten Stand der Forschung. Wo ich diese Informationen gefunden habe, können Sie anhand des Quellenverzeichnisses ganz genau nachvollziehen.

Im ganzen Buch beziehe ich mich auf »Therapeuten«, womit ich alle Angehörigen eines Heilberufs im Bereich des Bewegungsapparates (Physiotherapeut, Weichteiltherapeut, Sporttherapeut, Sportosteopath,

Sportchiropraktiker) meine. Ich kann Ihnen nicht genug dazu raten, einen solchen Therapeuten aufzusuchen, um ihn die Ursache Ihrer Schmerzen bestimmen zu lassen, wenn Sie nach dem Lesen dieses Buches unsicher sind, was Ihr Problem ist. Außerdem sollten Sie die Hilfe eines Sportphysiotherapeuten in Anspruch nehmen, wenn Sie sich vor dem Umsetzen der Tipps noch einmal vergewissern möchten. Wenn Sie an einer Achillessehnenerkrankung leiden, ist es sehr wahrscheinlich, dass die Ratschläge in diesem Buch (Weichteilbehandlung und Rehabilitation) das sind, was Ihnen auch Ihr Therapeut raten wird.

Ich würde mir wünschen, dass Sie dieses Buch nutzen, um besser zu verstehen, was Ihre Schmerzen ausgelöst haben könnte und warum diese weiterhin bestehen, und um wieder all die Dinge tun zu können, die Sie so gerne machen. Und was noch wichtiger ist: Es soll Ihnen dabei helfen, das Risiko einer erneuten Achillessehnenverletzung in der Zukunft zu verringern. Sie sollten das Buch also systematisch durcharbeiten, da jedes Kapitel Sie einen Schritt näher an die Antworten, die Sie suchen, bringen wird.

Viel Spaß und Erfolg!

KAPITEL 1

WAS GENAU IST DIE ACHILLESSEHNE?

Eine Sehne ist ein zähes Bindegewebsband, das einen oder mehrere Muskeln mit einem Knochen verbindet. Die Achillessehne ist die längste (circa 15 Zentimeter) und stärkste Sehne des Körpers und bildet die Sehne der Wadenmuskeln (*Musculus gastrocnemius* und *Musculus soleus*). Sie ist spürbar, wenn man mit der Hand am Wadenrücken entlang in Richtung Ferse fährt.

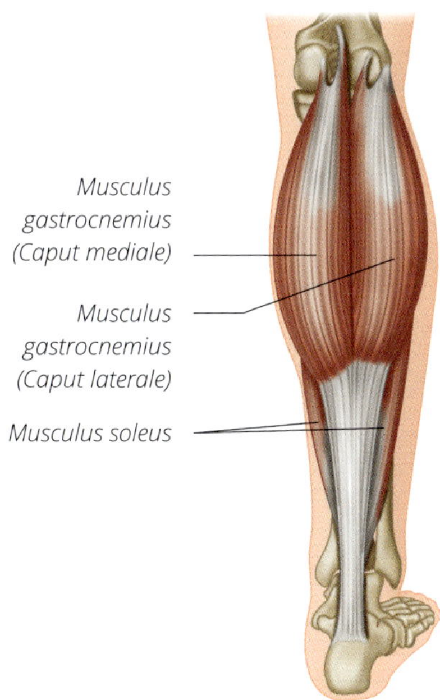

Bei der Achillessehne handelt es sich um die gemeinsame Sehne der Wadenmuskeln, die am Fersenbein befestigt ist.

Im menschlichen Körper sind Sehnen darauf ausgelegt, Krafteinwirkungen bei Hochleistungsaktivitäten wie Springen, Laufen oder Hüpfen entweder zu verstärken oder abzufedern (je nach Situation).[1] Wenn wir uns zum Beispiel auf die Zehenspitzen stellen, ziehen sich die Wadenmuskeln zusammen und die Achillessehne hebt die Ferse an. Während der Abstoßphase beim Laufen ist die Achillessehne einer Krafteinwirkung ausgesetzt, die dem Siebenfachen des Körpergewichts entspricht. Wenn wir uns bewusst machen, dass die Wadenmuskeln mit dem Alter schwächer werden, wird deutlich, warum es so häufig zu Verletzungen dieser Sehne kommt.

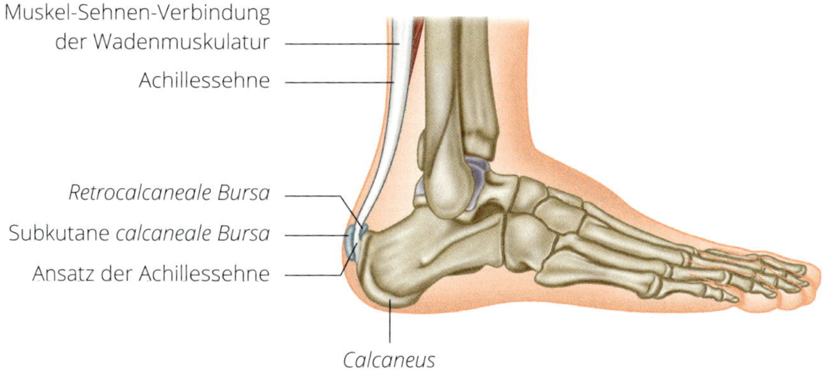

Waden-Achillessehnen-Komplex

KAPITEL 2

WAS VERURSACHT MEINE SCHMERZEN?

Bei dem Begriff »Tendinopathie der Achillessehne« handelt es sich um eine Sammelbezeichnung, die Verletzungen durch eine Überbelastung der Achillessehne beschreibt, und zwar ungeachtet des Alters oder der Belastungsart und -intensität, die zu Schmerzen, Steifheit und Empfindlichkeit entweder direkt im Bereich der hinteren Ferse oder genau darüber führt.

Die folgenden Kapitel werden Ihnen dabei helfen zu bestimmen, ob es sich bei Ihren Schmerzen um eine Tendinopathie der Achillessehne handelt und die Art der Tendinopathie, an der Sie leiden, sowie die Schwere der Schädigung und die Faktoren, die zu der Verletzung beigetragen haben, herauszufinden. Vielleicht sind Sie eine echte Sportskanone und nehmen sogar an Wettkämpfen teil. Doch eine Tendinopathie der Achillessehne trifft nicht nur aktive Menschen. Der Schmerz kann auch an einem Urlaubstag auftreten, an dem Sie in Flipflops herumgelaufen sind, oder beim Herumtollen mit den Kindern. Was auch immer die Ursache ist, es ist recht wahrscheinlich, dass Sie sich dieses Buch angeschafft haben, um herauszufinden, was passiert ist und was Sie dagegen tun können.

GEHEN SIE IHREN SCHMERZEN AUF DEN GRUND

Um festzustellen, ob Sie an einer Tendinopathie der Achillessehne leiden und um die genaue Lage der Verletzung herauszufinden, schauen Sie sich bitte die Fragen unten an und betrachten Sie dazu die Abbildung rechts. Anhand Ihrer Antworten können Sie herausfinden, ob Ihre Achillessehne die Ursache Ihrer Schmerzen ist.

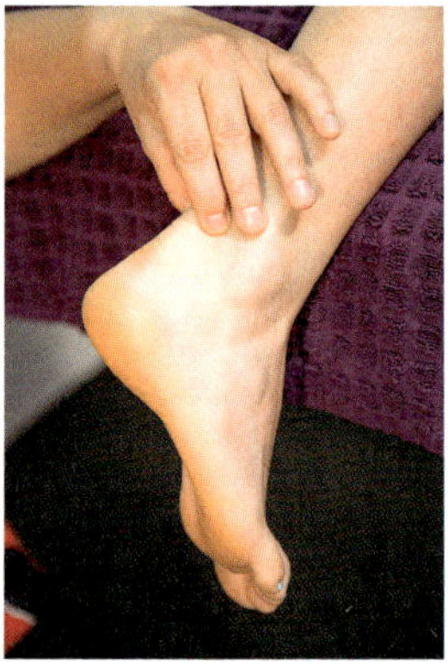

1. Leiden Sie an morgendlicher Steifheit, die normalerweise nach einigen Minuten des Gehens vorübergeht (aber länger anhalten kann), sowie Empfindlichkeit, wenn Sie die schmerzende Stelle vorsichtig zusammendrücken (die Achillessehne ist immer berührungsempfindlich, daher kann das nicht als einziges Bewertungsmerkmal genutzt werden)?

   ☐ Ja
   ☐ Nein

2. Gibt es einen bestimmten Punkt auf Ihrer Achillessehne, der schmerzt und sich nicht bewegt?

   ☐ Ja
   ☐ Nein

Berührungstest

1. Denken Sie daran, dass die Achillessehne immer berührungsempfindlich ist! Es kann jedoch sein, dass die Achillessehne eines Ihrer Beine empfindlicher ist als auf der anderen Seite und dass diese Empfindlichkeit sich auf eine bestimmte Stelle beschränkt. Ist dies bei Ihnen der Fall?

   ☐ Ja
   ☐ Nein

2. Fühlt die Sehne sich steif an und schmerzt morgens, wenn Sie aufwachen und die ersten Schritte gehen?

   ☐ Ja
   ☐ Nein

3. Haben Sie auf der schmerzhaften Seite auch Anzeichen von Muskelschwund?

   ☐ Ja
   ☐ Nein

Was haben Sie überwiegend angekreuzt?

☐ **Ja:** Wahrscheinlich handelt es sich um eine Tendinopathie.
☐ **Nein:** Wahrscheinlich handelt es sich nicht um eine Tendinopathie.

Wo spüren Sie die Schmerzen?

1. Haben Sie einen sichtbaren »empfindlichen« Knoten oder ein fühlbares Band auf Ihrer Sehne und ist ein Klicken zu hören, wenn Sie den Knöchel bewegen?

☐ Ja
☐ Nein

2. Haben Sie Schmerzen im mittleren Bereich der Sehne oder an deren Ansatz (an der Rückseite der Ferse, siehe Abbildung unten)?

☐ Ja
☐ Nein

3. Haben Sie dumpfe, pochende Schmerzen in der ganzen Sehne?[2]

☐ Ja
☐ Nein

Bitte beachten: Wenn die Schmerzen nicht lokalisiert sind (sich nicht in einem bestimmten Bereich befinden), handelt es sich nicht um Sehnenschmerzen!

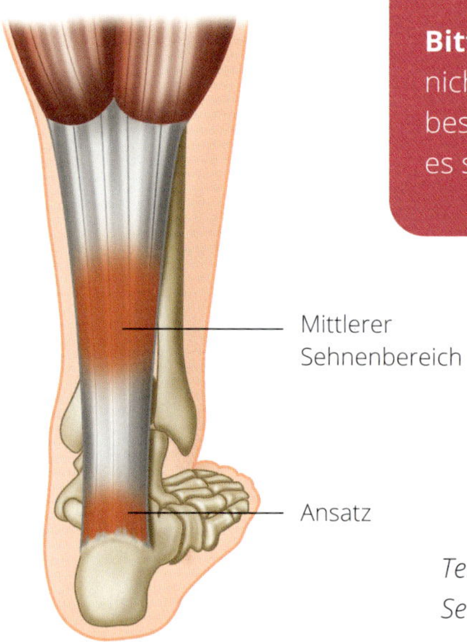

Tendinopathie der Achillessehne im mittleren Sehnenbereich und am Ansatz

4. Sind die Schmerzen bei Bewegung oft schlimmer?[3]

- ☐ Ja
- ☐ Nein

5. Werden die Schmerzen bei Ruhe besser?[4]

- ☐ Ja
- ☐ Nein

6. Haben Sie Schmerzen, wenn Sie eine Treppe heruntergehen?[5]

- ☐ Ja
- ☐ Nein

Leiden Sie an einer Tendinopathie der Achillessehne?

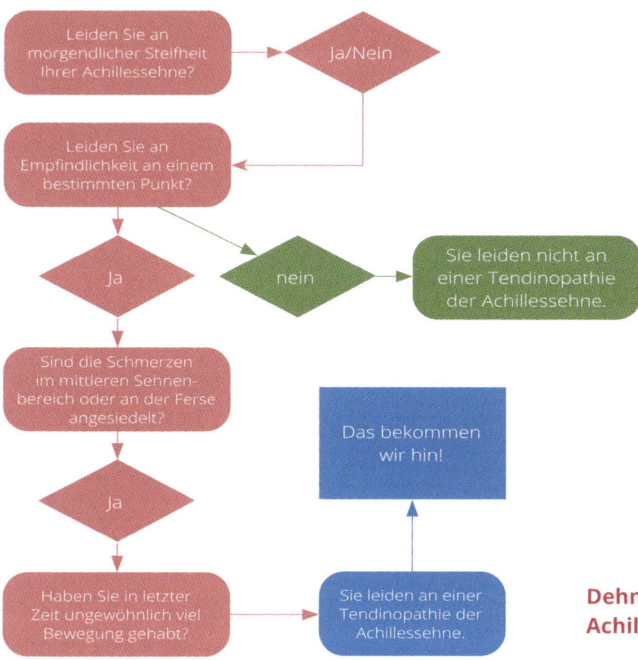

Dehnen Sie Ihre Achillessehne nicht!

WAS GENAU IST EINE TENDINOPATHIE DER ACHILLESSEHNE?

Bei einer Tendinopathie der Achillessehne handelt es sich um eine häufige Überbelastungsverletzung, die jeden treffen kann – die Allgemeinbevölkerung genauso wie Sportler (am häufigsten allerdings männliche Ausdauerathleten). Sie betrifft Personen jeden Alters. Die Symptome zeigen sich zumeist im mittleren Sehnenbereich (zwei bis sieben Zentimeter über der Ferse), da dort die Blutversorgung eher schlecht ist,[6] oder am Sehnenansatz, wo die Sehne sich mit den Geweben um die Ferse herum verbindet (siehe Abbildung auf Seite 14). Halten die Symptome länger als sechs Wochen an, ist von chronischer Tendinopathie der Achillessehne die Rede.

Die genauen Ursachen von Tendinopathien der Achillessehne sind nicht bekannt. Die Forschung zeigt jedoch, dass es zu Tendinopathien kommt, wenn die Sehne der Belastung, der sie ausgesetzt wird, nicht standhalten kann. Unsere Sehnen sind zwar darauf ausgelegt, Belastungen auszuhalten, aber ein zu starkes Dehnen/Federn (Zugbelastung) oder Beugen/Quetschen (Druckbelastung)[7] können zu einer Überbelastung beitragen und zu einer Tendinopathie der Achillessehne führen – einer verletzten Sehne, die Belastungen nicht mehr standhält und nun eine Beeinträchtigung signalisiert, indem sie steif und wund wird.

Ein Wundsein ist im Allgemeinen in einem von zwei Bereichen spürbar:

1. Wenn Sie Schmerzen an der Rückseite Ihrer Ferse (dort, wo Ihre Sehne auf die Ferse trifft) verspüren, dann haben Sie eine sogenannte insertionale/kompressive Achillessehnen-Tendinopathie.
2. Wenn Ihr Schmerz zwei bis sieben Zentimeter über dem Fersenbein liegt, dann haben Sie eine sogenannte Midportion-Tendinopathie (im mittleren Sehnenbereich) (siehe Abbildung auf Seite 18).

Wenn Sie bereits eine wunde Stelle haben und die Warnsignale ignorieren und somit die Achillessehne weiter belasten, wird die Sehne geschädigt und bei dem Versuch zu heilen bildet sich ein spürbarer Knoten oder eine Art Band an der Sehne. Diese strukturelle Schädigung zeigt fehlgeschlagene Heilungsversuche an,[8] wodurch es zu einer Entzündung und einer Degeneration der Sehne gekommen sein kann.

In der Abbildung unten sehen Sie die flüssigen Bewegungsabläufe einer unbeschädigten »normalen« Sehne im Vergleich zu »anormalem«, aus der Reihe geratenem Sehnengewebe. Der tastbare Knoten, den Sie möglicherweise an Ihrer Achillessehne sehen oder erspüren können, reflektiert diese anormalen Fasern, die sich bei dem Versuch, sich selbst zu heilen, verdickt haben.

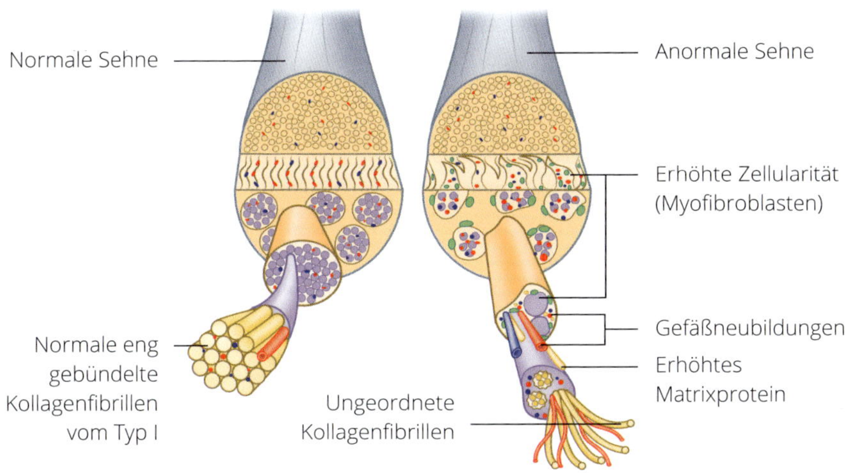

Normale und anormale Sehnenstruktur

Tendinopathie des mittleren Achillessehnenbereichs

Die Tendinopathie des mittleren Achillessehnenbereichs (siehe Abbildung rechts) ist etwa zwei bis sieben Zentimeter über Ihrem Fersenbein (Sehnenansatz) lokalisiert. Dies ist die häufigste Stelle, an der Schmerzen und Steifheit zu spüren sind.[9] Wie bereits erwähnt treten diese zumeist dann auf, wenn die Sehne einer erhöhten, federnden Belastung ausgesetzt wurde (Springen, Hüpfen, Laufen), bei der sie kleinere Verletzungen entwickelt hat (Mikrotraumata) und danach nicht in der Lage war, sich selbst vollständig zu heilen. Die Verletzung besteht weiterhin (während auch die Belastung weiterhin anhält), was letztendlich zu einer Tendinopathie führt.

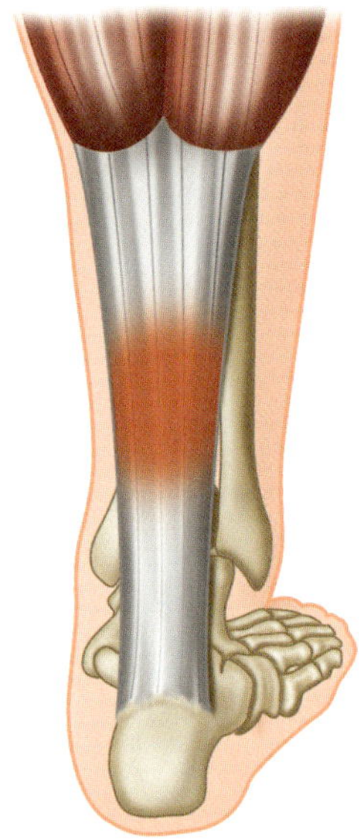

Lokalisierung einer Tendinopathie im mittleren Achillessehnenbereich

Sportarten wie Badminton,[10] bei denen Sie viel laufen und springen müssen und häufig die Richtung wechseln, können zu Tendinopathien führen, wenn Sie zum Beispiel auf einmal an mehreren Matches teilnehmen oder ein bestimmtes Spiel intensiver wird, weil Ihr Gegenüber der bessere Spieler ist. Sprints und Langläufe gehören ebenfalls zu den üblichen Verdächtigen,[11] da der Fuß hierbei wiederholt auf den Boden auftrifft. Wenn Sie zum Beispiel plötzlich auf Asphalt laufen statt im Wald oder bergauf anstatt geradeaus, wenn Sie schneller laufen als gewöhnlich oder einfach nach einer zweiwöchigen Pause versuchen, wieder auf Trab zu kommen, dann kann all dies die Grundlage für eine Tendinopathie werden.

Die Symptome zeigen sich im mittleren Sehnenbereich.[12] Typischerweise handelt es sich um die Folgenden:

- Sie nehmen beim Stehen und Gehen nach einer Zeit der Untätigkeit (zum Beispiel Schlaf, längeres Sitzen) eine Steifheit der Sehne wahr.
- Zu Beginn des Trainings verspüren Sie Steifheit und Schmerzen, die mit zunehmender Belastung nachlassen.[13]
- Mit fortschreitender Schädigung der Sehne bleibt der Schmerz, der anfangs nur am Ende der Aktivität (hiermit ist zum Beispiel auch einfaches Gehen gemeint) vorhanden war, während der gesamten Dauer der Aktivität bestehen.
- Möglicherweise müssen Sie die Aktivität/Übung eine Zeit lang aussetzen.[14]

Die folgenden Punkte wurden möglicherweise bereits von Ihrem Therapeuten oder Arzt beurteilt:

- Beim Abtasten wurde die empfindliche Stelle etwa zwei bis sechs Zentimeter über dem Fersenbein lokalisiert.[15]
- Der geschwollene Bereich bewegt sich mit Ihrer Sehne mit, wenn Sie den Knöchel auf und ab bewegen.[16] Dies nennt man einen »Sehnenbogen«.
- Bei der Palpation mit leicht spitzem Fuß wird eine Empfindlichkeit spürbar, die verschwindet, wenn Sie den Fuß zum Schienbein (Zehen in Richtung Knie) hochziehen – dies wird als »positives Ergebnis des Royal London Hospital Tests« bezeichnet.[17]
- Es fällt Ihnen schwer, sich auf die Zehenspitzen zu stellen (Fersenheber).[18]
- Sie können nicht so viele Fersenheber auf der betroffenen Seite durchführen wie mit dem anderen Bein.[19]

Insertions-Tendinopathie der Achillessehne

Insertions-Tendinopathien der Achillessehne (siehe Abbildung rechts) und mediale Tendinopathien der Achillessehne sind durch ihre Nähe zur Fußsohle übliche Beispiele einer Kompression (siehe Abbildung auf Seite 22),[20] bei der die Unterseite des Sehnengewebes gegen die Rückseite des Fersenbeins gedrückt wird. Aus diesem Grund sollten Rehabilitationsprogramme, die die Sehnenkompression erhöhen, das heißt sogenannte *Heel Drops*, bei denen Sie mit der Ferse zuerst von der Kante einer Stufe hinabsteigen, oder Wadenstreckungen vermieden werden (das Fallenlassen der Ferse über die Kante einer Stufe dehnt die Achillessehne und die Plantarfaszien und übt Druck auf die Rückseite der Ferse aus).

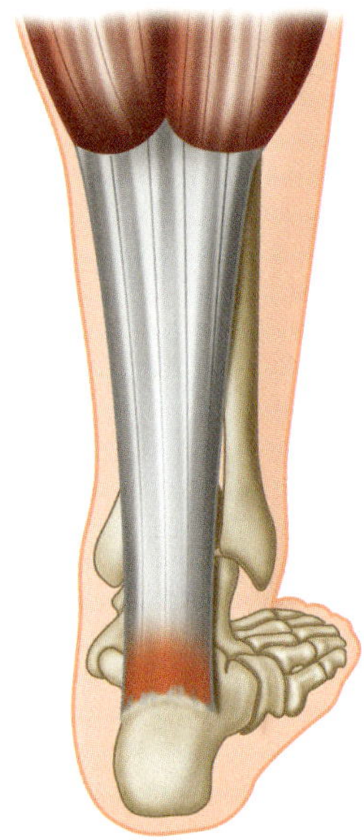

Lokalisierung der Insertions-Tendinopathie der Achillessehne

Die Kompression wird erhöht, wenn der Knöchel dorsal (rückwärts) gebeugt wird, wenn Sie barfuß oder auf Sand laufen, weshalb das Tragen von Schuhen mit einer Fersenerhöhung (sechs bis zwölf Millimeter) dabei hilft, die Schmerzen zu verringern,[21] da dadurch die Länge der Sehne reduziert und somit die Kompression vermindert werden. Es ist unwahrscheinlich, dass Sie beim Hüpfen auf den Zehen Schmerzen haben (auch in dieser Position ist die Sehne in einer verkürzten Position). Es ist daher wichtig, dass Sie die Muskelnachgiebigkeit und -länge mit Massagen behandeln.[22]

Die Symptome zeigen sich auf der Rückseite der Ferse. Typischerweise handelt es sich um die Folgenden:

- Sie nehmen beim Stehen und Gehen nach einer Zeit der Untätigkeit (zum Beispiel Schlaf, längeres Sitzen) eine Steifheit der Sehne wahr.
- Zu Beginn des Trainings verspüren Sie Steifheit und Schmerzen, die mit zunehmender Belastung nachlassen.[23]
- Mit fortschreitender Schädigung der Sehne bleibt der Schmerz, der anfangs nur am Ende der Aktivität (hiermit ist zum Beispiel auch einfaches Gehen gemeint) vorhanden war, während der gesamten Dauer der Aktivität bestehen.
- Möglicherweise müssen Sie die Aktivität/Übung eine Zeit lang aussetzen.[24]

Die Sehne des Fußsohlenmuskels und wie sie mit der Achillessehne zusammenhängt

Die Sehne des Fußsohlenmuskels (Sehne des *Musculus plantaris*) ist in der Regel eine winzige harmlose Sehne nahe der Innenseite Ihrer Achillessehne. Bei manchen Menschen ist sie vergrößert und drückt die Achillessehne zusammen, bei anderen kann sie vom sogenannten Paratenon der Achillessehne (der Hülle, die die Achillessehne umgibt) umschlossen sein. In beiden Fällen kann die Kompression eine Tendinopathie auslösen.[25] Wenn Sie also wiederholt Schmerzen in der unteren Wade haben, die kommen und gehen, und wenn Sie sich nach ein- oder mehrmaligem Anheben der Ferse (mit Schmerzen an der inneren Achillessehne) schwer tun, den Fuß wieder auf den Boden zu bringen, teilen Sie dies bitte Ihrem Therapeuten mit, da eine Plantaris-Beteiligung vorliegen kann (die Behandlung ähnelt der der Insertions-Tendinopathie).

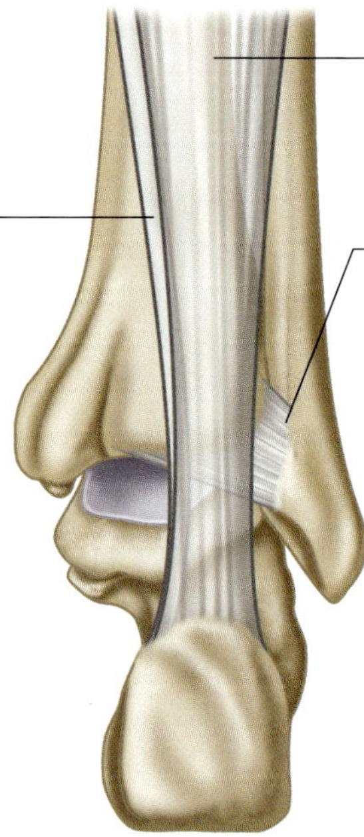

Zusammenhang zwischen Achillessehne und Musculus plantaris

KAPITEL 3

WIE HAT SICH DIE VERLETZUNG ENTWICKELT?

Es gibt viele Faktoren, die zu Erkrankungen der Achillessehne beitragen können. Einige davon können wir beeinflussen, über andere haben wir kaum Kontrolle, wie zum Beispiel ein Abbau der Sehne durch den normalen Alterungsprozess oder vorhergegangene Verletzungen.[26] Andere Faktoren, die die Entwicklung einer Erkrankung der Achillessehne beeinflussen können, sind die Folgenden:

- Diabetes: Bei dieser Grunderkrankung besteht ein erhöhtes Risiko.
- Rheumatoide Arthritis: Es besteht ein Zusammenhang mit Insertions-Tendinopathie.
- Erhöhte Körpermasse: Bei höherer Körpermasse (Körpergröße, Gewicht) besteht ein erhöhtes Risiko.
- Verwendung von Fluorchinolonantibiotika[27]
- Ausgesetzt sein gegenüber Steroiden[28]

Die folgenden Faktoren erhöhen ebenfalls das Verletzungsrisiko, wobei Sie über diese aber eine gewisse Kontrolle besitzen:

- Ruhepause (zwei Wochen Urlaub, Krankheit), dann eine Woche lang versuchen, auf dem gleichen Niveau wie vor der Pause weiterzulaufen

- Steigerung von Entfernung, Geschwindigkeit oder Häufigkeit des Trainings/von Wettkämpfen mit unzureichender Erholung zwischen den Belastungsperioden[29]
  - Erhöhte Häufigkeit: Training bei hohen Belastungen mehr als fünfmal pro Woche
  - Hohe Belastungen bei Ermüdung: Sprinten am Ende einer vollen Trainingseinheit
- Einzelne hohe Intensität
  - Zum ersten Mal längere Läufe bergauf
  - Trainingsänderung: plyometrische Übungen (die Sprünge enthalten) zu schnell eingeführt
- Neues Gelände (Erhebungen, Hügel, Asphalt): muss schrittweise eingeführt werden
  - Oberflächenveränderungen: Einführung von Laufen im Sand
- Angespannte oder schwache Wadenmuskulatur (siehe Flexibilitätstest ab Seite 32)
  - Training mit angespannten Muskeln nach einer Trainingseinheit mit schweren Gewichten
- Schlechte Stabilität im Hüftbereich (siehe Beckenstabilitätstest auf Seite 35)
- Steife, instabile oder schwache Fuß- und Knöchelgelenke[30] (siehe Flexibilitätstest der Knöchelgelenke auf Seite 32)
- Unzureichende Reaktion auf Überlastung (Sie haben zu viel, zu früh oder zu schnell trainiert.)
- Falsche Technik (beim Laufen, Springen, Tennis/Squash spielen und so weiter)
- Wechsel des Schuhwerks oder schlechtes Schuhwerk (Tragen von Flipflops, abgetragenen oder nicht eingelaufenen Schuhen)
  - Schuhe stützen nur wenig oder sind zu steif

KAPITEL 4

WIE SCHLIMM IST DIE TENDINOPATHIE MEINER ACHILLESSEHNE?

Sie wissen jetzt, dass Sie an einer Tendinopathie der Achillessehne leiden. Tendinopathien können tatsächlich alle Sehnen Ihres Körpers betreffen, wenn der entsprechende Körperteil überlastet ist. Es ist hilfreich, die drei Phasen der Tendinopathie zu kennen, damit Sie verstehen, in welcher Sie sich gerade befinden und wie es dazu gekommen ist.

1. PHASE: REAKTIVE TENDINOPATHIE[31]

Plötzlicher Beginn; hohe Reizbarkeit; oft im Alter von 15 bis 25 Jahren

Die ersten Sehnenschmerzen treten meist nach einer plötzlichen ungewohnten Aktivität auf, die die Sehne in einer Weise belastet, die sie nicht gut verträgt (hohe Reizbarkeit). Das Gewebe in der Sehne versteift sich beim Versuch, auf die ungewohnte Belastung zu reagieren. Auf diese Phase sollten Sie besonders achten, da die Sehne zu diesem Zeitpunkt noch repariert werden kann.

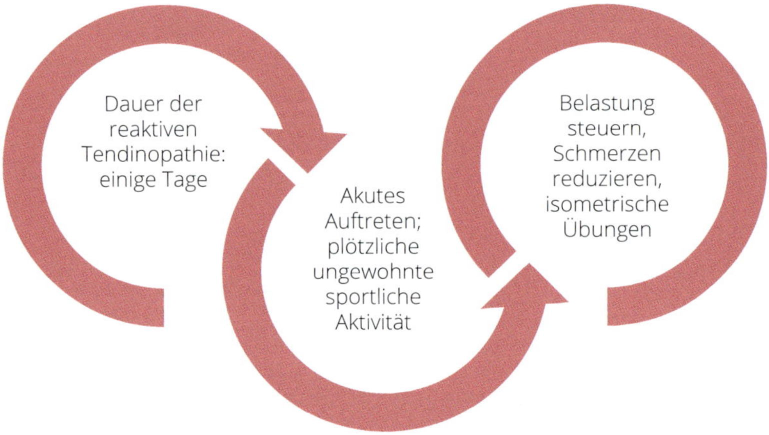

Diese Phase kann recht kurz ausfallen (fünf bis zehn Tage).

1. Tritt nach plötzlicher ungewohnter körperlicher Aktivität (Zug- oder Kompressionsüberlastung) auf:[32]
   - Eine normalerweise wenig aktive Person beschließt plötzlich, mit dem Laufen zu beginnen.
   - Ein direkter Schlag auf die Sehne (wie ein Tritt oder beim Grätschen im Fußball)
   - Starker Anstieg der Lauf- oder Gehkilometer
   - Weniger Ruhetage (ein weiteres Tennisspiel in der gleichen Woche)
   - Trainingsveränderung (es wird zum Beispiel mit Berg- oder Geschwindigkeitseinheiten begonnen)
   - Drastische Zunahme der Anzahl der Sprung- und Landewiederholungen in einer Woche
   - Kraftloser Sportler, der nach einer Krankheit zurückkehrt und versucht, zum ursprünglichen Trainingsprogramm zurückzukehren
2. Es kommt zu einer kurzzeitigen Anpassung an die Überlastung – ein Teil der Sehne verdickt sich, um die Reizung aufzufangen:
   - Die Verdickung reduziert die Belastung und erhöht die Steifigkeit der Sehne, was erst mal gut ist.

- Es besteht die Möglichkeit, zur Normalität zurückzukehren, wenn die Überlastungsaktivität ausreichend reduziert wird oder genügend Ruhepausen zwischen Belastungen eingelegt werden.

3. Die Sehne schmerzt und die Schmerzen sind nur an einer konkreten Stelle spürbar. Auch bei Belastung sind die Schmerzen an derselben Stelle lokalisiert. (Falls es sich nicht um lokalisierte, das heißt an einer bestimmten Stelle vorkommende Schmerzen handelt, liegt keine Sehnenverletzung vor!)
4. Falls Ihre Schmerzen bei Belastung zunehmen, ist dies ein Zeichen dafür, dass es sich um Sehnenschmerzen handelt.
5. Das Training muss schrittweise aufgebaut werden, um einen Rückfall zu verhindern. Wichtig ist, wie die Sehne 24 Stunden nach der Belastung reagiert; sie fühlt sich beim Laufen möglicherweise gut an, kann aber am nächsten Tag schmerzen.
6. Isometrische Übungen (siehe Kapitel 7) können Schmerzen erleichtern und die Muskelkraft in der reaktiven Phase erhalten. Vermeiden Sie das Zusammendrücken der Sehne (die Sehne gegen das Fersenbein zu pressen) und dehnen Sie auf keinen Fall die Wade.

2. PHASE: SEHNENVERLETZUNG[33]

Mäßige Achillessehnen-Tendinopathie; oft im Alter von 20 bis 35 Jahren

Dies ist oft das Stadium, das auf eine reaktive Tendinopathie folgt, wenn Sie die Warnzeichen nicht beachtet und die Sehne weiterhin überlastet haben. In dieser Phase versucht die Sehne, sich zu heilen (Sehnenheilung). Das Gewebe will sich anpassen, beginnt aber stattdessen, sich abzubauen.

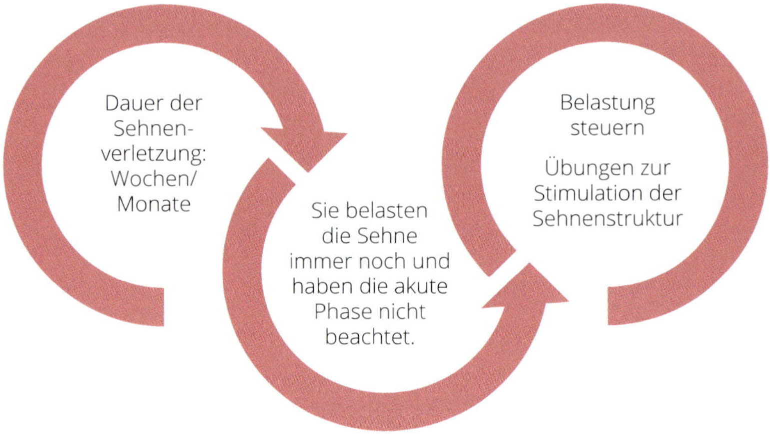

Dieses Stadium kann einige Wochen/Monate andauern:

1. Ähnlicher Verlauf wie bei der reaktiven Tendinopathie, aber mit größerem strukturellem Abbau der Sehne
2. Bei jungen Menschen wird diese Phase der Erkrankung oft im Zusammenhang mit chronischer Überlastung berichtet.[34]
3. Bezieht sich auf verdickte Sehnen mit stärker lokalisierten Veränderungen in einem Bereich der Sehne.
4. Die Häufigkeit, der Umfang oder die Dauer der Überlastung (Monate oder Jahre) könnten relevant sein.
5. Ältere Menschen mit steiferen Sehnen können auch bei relativ geringer Belastung eine Sehnenverletzung entwickeln.
6. Es besteht noch die Möglichkeit, den Schaden durch Steuerung der Belastung und Übungen zur Stimulation der Sehnenstruktur rückgängig zu machen.[35]

3. PHASE: DEGENERATIVE TENDINOPATHIE[36]

Dieses Stadium stellt die Reaktion auf eine chronische Überlastung der Sehne dar. Hierbei kommt es nun zu einem großflächigen Zelltod zusammen mit einer Desorganisation, wodurch die Sehne auf Bildaufnahmen »zerfressen« aussieht. Die Chance auf eine Sehnenreparatur ist in dieser Phase gering.

Ein klassischer Fall ist zum Beispiel ein Freizeitsportler mittleren Alters mit fokaler (auf einen konkreten Bereich isolierter) Achillessehnenschwellung und Schmerzen. Aber auch bei jüngeren Menschen oder bei Spitzensportlern mit chronisch überlasteter Sehne kann diese Phase der Tendinopathie auftreten.

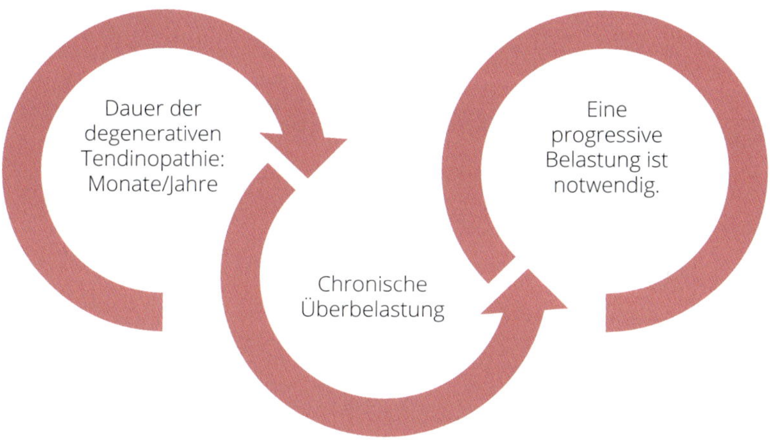

Dieses Stadium kann über Monate/Jahre anhalten:

1. In dieser Phase liegen üblicherweise keine Schmerzen vor, aber die Sehne kann störend sein und ist leicht reizbar.
2. Bei falscher Belastung kann die Sehne wieder in die reaktive Phase (wie ab Seite 25 beschrieben) verfallen. In diesem Fall sollten Sie eine solche auskurieren, bevor Sie mit Kraftübungen beginnen.
3. Möglicherweise kommt es zu einem oder mehreren fokalen Knotenbereichen mit oder ohne allgemeine Verdickung.
4. Oftmals treten mehrere Schübe von Sehnenschmerzen auf, die mit veränderter Belastung verschwinden beziehungsweise erneut auftreten können.
5. Ist der Schaden sehr groß oder erhöht sich die Belastung, kann es zu einem Riss kommen. Um das Risiko hierfür zu verringern, sollten Sie die Belastungskapazität (Stärke) Ihres gesunden Gewebes verbessern, indem Sie progressiv die Belastung steigern (siehe Kapitel 7).
6. Es kommt üblicherweise zu einer Verringerung von Kraft und Stärke der Wade. Daher muss auch Ihre Kraftkapazität unter die Lupe genommen werden.

KAPITEL 5

FLEXIBILITÄT, STABILITÄT UND LEISTUNGSTEST - VORBEREITUNG AUF DIE REHABILITATION

Sie wissen inzwischen, dass Sie

1. eine Tendinopathie der Achillessehne haben und
2. wodurch diese zustande gekommen ist.

Der nächste Schritt ist nun zu lernen, wie Sie diese selbst in Angriff nehmen können. Um sich auf die Rehabilitation vorzubereiten, ist es besonders wichtig, dass Sie zunächst verstehen, wo Sie am besten anfangen sollten. Dies hängt von drei Faktoren ab: Flexibilität, Stabilität und Stärke-/Ausdauerkapazität.

Führen Sie die folgenden Bewertungen durch, die Ihnen dabei helfen zu bestimmen, auf welche Hauptbereiche Sie Ihr Rehabilitationsprogramm konzentrieren sollten.

FLEXIBILITÄTSTEST

Optimale Bewegungsfähigkeit in den Gelenken ist wichtig, egal ob Sie regelmäßig trainieren oder einfach nur zum Einkaufen gehen. Ein Bewegungsverlust durch Weichteilverspannungen (Muskeln, Faszien) oder durch Gelenksteifheit hat Auswirkungen auf die Leistungsfähigkeit des gesamten Körpers. Bei einer Achillessehnenerkrankung ist es wichtig, herauszufinden, ob diese Einschränkungen die Bewegungsfreiheit des Knöchels beeinträchtigt haben.

Flexibilitätstest für den Knöchel

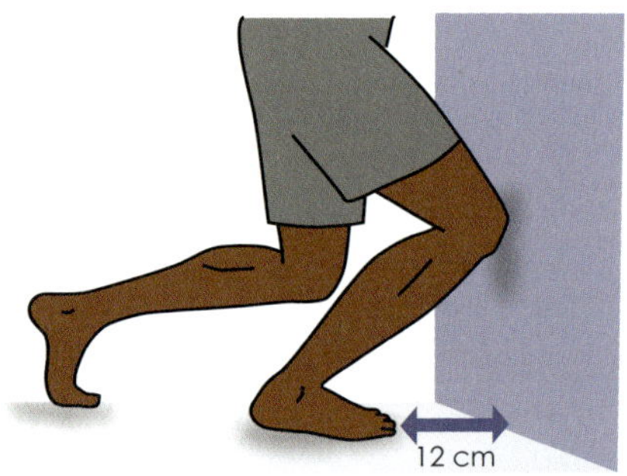

1. Stellen Sie sich vor eine Wand. Der Fuß zeigt dabei in Richtung der Wand. Belassen Sie die Ferse auf dem Boden.
2. Beugen Sie Ihr Knie und berühren Sie mit diesem die Wand, wobei Ihr Gewicht über dem zweiten Zeh sein sollte. Denken Sie daran: Die Ferse bleibt die ganze Zeit auf dem Boden.
3. Messen Sie den Abstand zwischen Ihrer großen Zehe und der Wand (denken Sie daran, die Breite der Fußleiste an der Wand abzuziehen, falls Sie eine haben).

Beträgt die Messung zwölf Zentimeter oder mehr, können Sie davon ausgehen, dass Ihr Fuß und Ihr Knöchel »normal« funktionieren. Vergleichen Sie den Abstand mit Ihrem anderen Knöchel.

Haben Sie zwölf Zentimeter oder mehr gemessen?

- ☐ **Ja:** Wahrscheinlich ist die Flexibilität des Knöchels für Sie kein Problem.
- ☐ **Nein:** Nutzen Sie die Anregungen in Kapitel 7, um an Ihrer Flexibilität zu arbeiten.

Flexibilitätstest für den großen Zeh

1. Sie können diese Übung im Stehen oder Sitzen ausführen. Beide Füße liegen flach auf dem Boden auf.
2. Heben Sie Ihren großen Zeh an. Achten Sie dabei darauf, die anderen Zehen entspannt am Boden zu lassen.

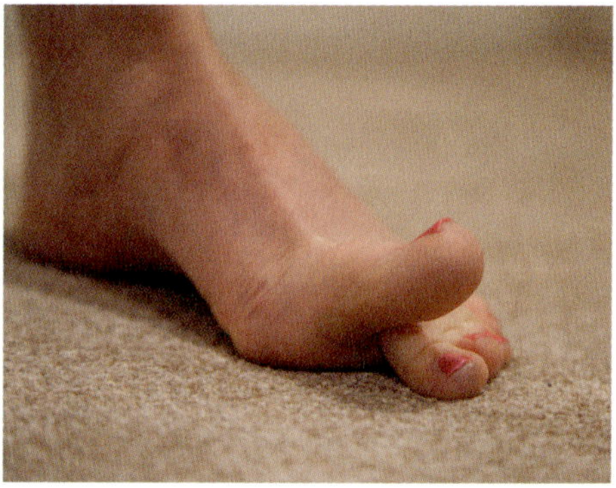

Bekommen Sie diese Übung hin?

- ☐ **Ja:** Hervorragend, Sie haben die Bewegungen Ihres großen Zehs unter Kontrolle.
- ☐ **Nein:** Fügen Sie diese Übung Ihrem Rehabilitationsprogramm hinzu.

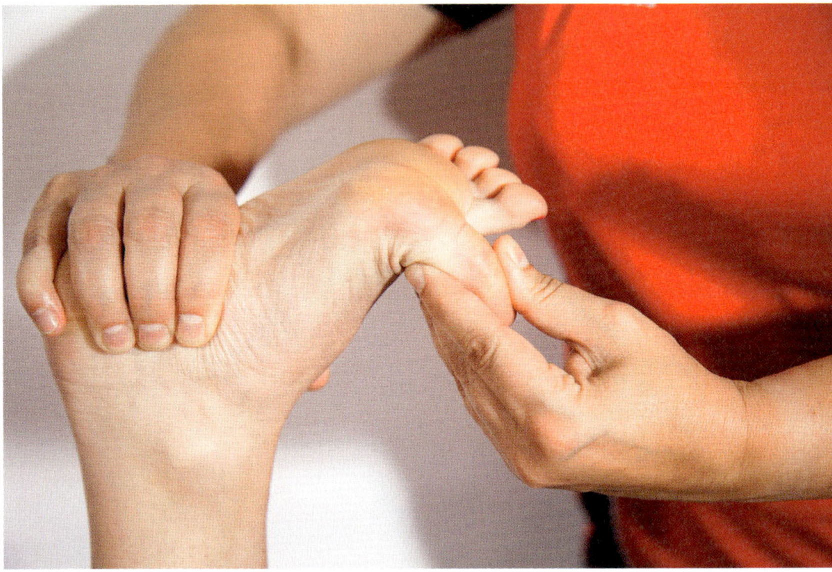

Passiver Bewegungsspielraum des großen Zehs. Dieses Bild zeigt eine Dehnung von etwa 90 Grad (der Normalbereich liegt bei über 70 Grad).

3. Legen Sie dann Ihren Fuß im Sitzen auf das gegenüberliegende Knie. Ihr Fuß sollte entspannt bleiben.
4. Heben Sie nun Ihren Zeh so an, dass er in die Position gelangt, die der Therapeut in der Abbildung zeigt.

Schaffen Sie es, Ihren Zeh um mehr als 70 Grad zu heben?

- ☐ **Ja:** Wahrscheinlich ist die Flexibilität des großen Zehs für Sie kein Problem.
- ☐ **Nein:** Im Abschnitt zur Rehabilitation erfahren Sie, wie Sie an Ihrer Flexibilität arbeiten können.

STABILITÄTSTEST

Genauso wichtig wie die optimale Flexibilität Ihrer Gelenke ist deren Stabilität. Wenn der Fuß beim Gehen, Laufen, Springen oder Hüpfen auf dem Boden aufkommt, wird die Krafteinwirkung aus diesen Bewegungen vom Fuß-Knöchel-Komplex aufgenommen und über die Beine nach oben in das Becken übertragen, von wo aus diese Krafteinwirkung im ganzen Körper verteilt wird. Die Beckenstabilität ist ein entscheidender Teil Ihrer Rehabilitation, weshalb wir feststellen müssen, wie stabil Ihr Becken ist, bevor wir mit dem Rehabilitationsprogramm beginnen.

Beckenstabilitätstest

1. Legen Sie sich mit gebeugten Knien auf den Boden wie in der Abbildung gezeigt.
2. Heben Sie langsam den Po an – fünf Sekunden heben, fünf Sekunden halten, fünf Sekunden senken.

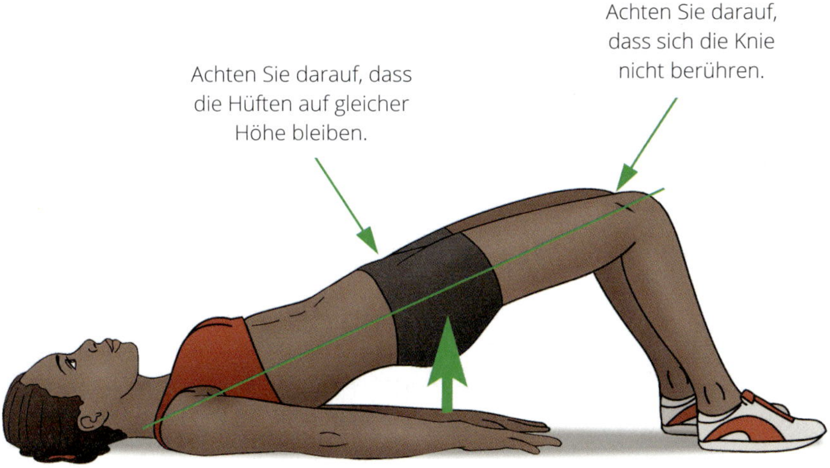

Schaffen Sie es, die Übung gleichmäßig und kontrolliert durchzuführen?

- ☐ **Ja:** Wenn Sie auch stabil bleiben, wenn Sie die Übung auf einem Bein durchführen, haben Sie wahrscheinlich kein Problem mit Ihrer Beckenstabilität.
- ☐ **Nein:** Sie sollten diese Übung Ihrem Trainingsprogramm hinzufügen.

LEISTUNGSTEST

Optimale Stärke und Ausdauer sind im gesamten Körper, aber besonders in den unteren Gliedmaßen überaus wichtig, wenn Sie in der Lage sein möchten, Ihre Achillessehne zu heilen. Die Bestimmung Ihrer aktuellen Stärke und Ausdauer ist ein wichtiger Bestandteil Ihrer Rehabilitation. Mithilfe der folgenden Tests können Sie Ihre grundlegende Fitnesskapazität bestimmen und von dort aus Ihren Fortschritt beobachten, sobald Ihre Schmerzen und Steifheit weniger und Sie stärker werden.

Einbeiniger Fersenheber

Führen Sie den folgenden Leistungstest mit dem Bein durch, das Ihnen Schmerzen bereitet. Absolvieren Sie diese Übung auf dem Boden. Versuchen Sie noch nicht, die Fersen über eine Stufe fallen zu lassen.

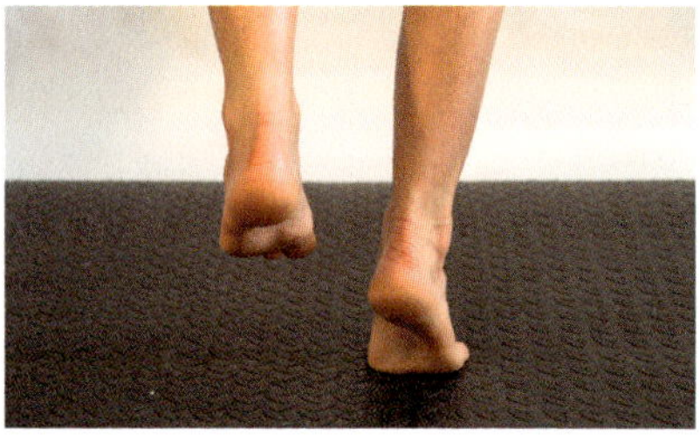

1. Stellen Sie sich mit dem Gesicht zu einer Wand, um Ihr Gleichgewicht zu verbessern.
2. Stellen Sie sich auf die Zehenspitzen (Fersenheber) und achten Sie dabei darauf, dass Ihr Gewicht über dem zweiten Zeh liegt. Sie sollten in der Lage sein, 30 bis 50 Fersenheber durchzuführen – zwei Sekunden heben, zwei Sekunden halten, zwei Sekunden senken (vom Boden aus, nicht von einer Stufe).

Schaffen Sie 30 bis 50 einbeinige Fersenheber?

- ☐ **Ja:** Wie viele Wiederholungen schaffen Sie? Schreiben Sie die Anzahl auf. Gehen Sie weiter zu den Tests für höhere Leistungsfähigkeit (siehe Seite 39).
- ☐ **Nein:** Wenn Sie es nicht schaffen, 30 Fersenheber durchzuführen, weist dies auf eine Schwäche hin. Schreiben Sie sich auf, wie viele Wiederholungen Sie geschafft haben (Ihr Ausgangswert). Wenn Sie gar keine Fersenheber durchführen können, versuchen Sie es mit dem beidbeinigen Fersenheber, nachdem Sie mindestens zehn Minuten geruht haben.

Beidbeiniger Fersenheber

Führen Sie den folgenden Leistungstest mit beiden Beinen durch. Absolvieren Sie diese Übung auf dem Boden. Versuchen Sie noch nicht, die Fersen über eine Stufe fallen zu lassen.

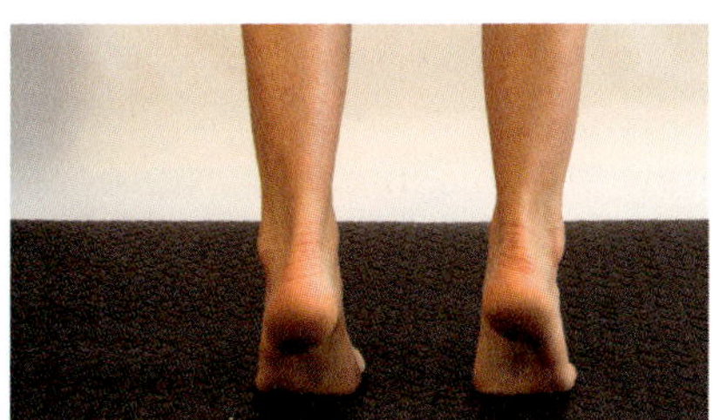

1. Stellen Sie sich mit dem Gesicht zu einer Wand, um Ihr Gleichgewicht zu verbessern.
2. Stellen Sie sich auf die Zehenspitzen (Fersenheber) und achten Sie dabei darauf, dass Ihr Gewicht über dem zweiten Zeh liegt. Sie sollten in der Lage sein, 30 bis 50 Fersenheber durchzuführen – zwei Sekunden heben, zwei Sekunden halten, zwei Sekunden senken (vom Boden aus, nicht von einer Stufe).

Schaffen Sie 30 bis 50 beidbeinige Fersenheber?

- ☐ **Ja:** Wie viele Wiederholungen schaffen Sie? Schreiben Sie die Anzahl auf. Gehen Sie weiter zum Test für einbeinige Fersenheber (siehe Seite 36).
- ☐ **Nein:** Sind Sie zu schwach oder sind die Schmerzen zu stark? Schreiben Sie sich auf, wie viele Wiederholungen Sie geschafft haben (Ihr Ausgangswert). Beginnen Sie mit beidbeinigen isometrischen Übungen (siehe Kapitel 7).

Hinweis für Sportler:

- Aktivere Personen können höheren Belastungen standhalten und können daher sofort mit dem Hüpftest im Stehen (siehe Abbildung links unten auf Seite 39) weitermachen, um die Schmerzen zu bewerten.
- Bei manchen Sportlern kann es sinnvoll sein, die Belastungstests wiederholt durchzuführen (mehrmals hüpfen/springen) oder eine Untersuchung direkt nach einer Trainingseinheit vorzunehmen – sprechen Sie dazu mit Ihrem Therapeuten.

- Falls Sie Sportler sind, ist es vielleicht notwendig, dass Ihre Bewegungen auf einem Laufband oder anhand von Videoaufnahmen von Sprung- und anderen sportlichen Bewegungsabläufen bewertet werden, die Sehnenverletzungen hervorrufen können – sprechen Sie dazu mit Ihrem Therapeuten.

Leistungstests mit höherer Belastung

Rio schlägt die folgenden Tests für Tendinopathien der Achillessehne vor.[37] Diese werden wahrscheinlich von Ihrem Therapeuten bewertet.

- Hüpftest im Stehen (siehe Abbildung links unten).
- Hoher Fersenheber mit einem schweren Gewicht, danach sofort in die Fußsohlenflexion gehen, falls Schmerzen am Sehnenansatz bestehen (siehe Abbildungen rechts unten).
- Erneute Bewertung des Hüpftests im Stehen sofort nach der Fersenheberübung.

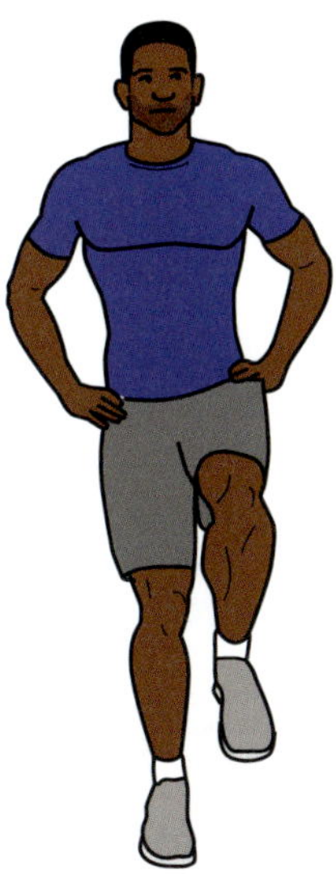

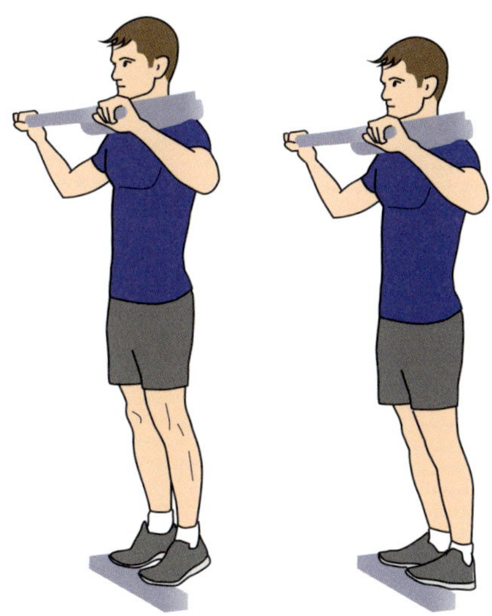

KAPITEL 6

SELBSTBEHANDLUNG FÜR MIDPORTION- UND INSERTIONS-TENDINOPATHIE DER ACHILLESSEHNE

Ihre Schmerzen zu behandeln ist überaus wichtig. Sich allein auf die Behebung der Schmerzen zu konzentrieren hilft jedoch wenig gegen Schwäche, Inhibition (Hemmungen) oder fehlende Leistungsfähigkeit des Gewebes. All dies ist jedoch absolut grundlegend, wenn Sie möchten, dass Ihre Sehne normalen Belastungen wieder standhalten kann. Werden diese Punkte nicht ausreichend berücksichtigt, können auch neuerliche Schmerzen auftreten.[38] Die beste Möglichkeit, um all diese Schwächen anzugehen, sind isometrische Übungen – und das ist wissenschaftlich bewiesen. Isometrische Übungen lindern umgehend Ihre Schmerzen und reduzieren die sogenannte kortikale Hemmung, wodurch Ihre Sehne stärker wird.[39]

Sie finden alle Informationen, die Sie zu isometrischen Übungen brauchen, in Kapitel 7. Die folgenden Behandlungen, die nur mäßig durch die entsprechende Forschungsliteratur gestützt werden und die Sie möglicherweise schon ausprobiert haben, werden in diesem Buch nicht besprochen:

- Low-Level-Lasertherapie zur Reduzierung von Schmerzen und Steifheit (mäßige Evidenz)
- Iontophorese mit Dexamethason zur Schmerzlinderung und Funktionsverbesserung (mäßige Evidenz)

Bei den Behandlungen, die stark durch Expertenmeinungen in der entsprechenden Forschungsliteratur gestützt werden und die wir in diesem Buch besprechen,[40] handelt es sich um folgende:

1. Belastungsübungen (zum Beispiel isometrische Übungen) sind die besten Übungen für Ihre Sehnen. Diese Übungen besprechen wir in Kapitel 7. Der Grund dafür ist, dass sie nicht nur erwiesenermaßen Schmerzen reduzieren, sondern auch die Funktionsfähigkeit bei Tendinopathien der Achillessehne verbessern (starke Evidenz).
2. Eine Weichteilmobilisierung kann zur Schmerzverringerung und zur Verbesserung der Beweglichkeit und Funktionsfähigkeit eingesetzt werden (Expertenmeinung).
3. Anhand von Taping kann versucht werden, die Belastung der Achillessehne zu verringern (Expertenmeinung).

VORBEREITUNG DER REHABILITATION

Wir beginnen Ihr Rehabilitationsprogramm damit, die dysfunktionalen Gewebe des Unterschenkels gut vorzubereiten, da diese aufgrund der Sehnenverletzung wahrscheinlich angespannt, schwach und gehemmt sind. Die angespannten Gewebe durch Eigenbehandlung mit der folgenden Weichteiltherapie zu verlängern, was den Bewegungsumfang von Fuß und Knöchel mit den Selbstmobilisierungs-Leitlinien ermöglicht, wird Ihre Flexibilität erhöhen und Ihr Bein auf die Belastung vorbereiten.

Das Bein zu tapen unterstützt Ihre Rehabilitation, da dadurch Belastungen besser verteilt werden (Ziel ist es hierbei, die Krafteinwirkung bei der Dorsalflexion zu verringern) und kompensatorische Bewegungsmuster reduziert werden können. Einige Personen haben jedoch Schwierigkeiten, das Tapen bei sich selbst durchzuführen. Sollte dies auch bei Ihnen der Fall sein, empfehle ich Ihnen dringend, einen Therapeuten aufzusuchen, um die korrekte Anwendung zu überprüfen.

WEICHTEILTHERAPIE

Das folgende Kapitel gibt Ihnen detaillierte Anweisungen zur Selbstbehandlung derjenigen Gewebe an die Hand, die zu einer erhöhten Spannung in der und um die Achillessehne herum beitragen könnten. Sie sollten daher alle Anweisungen zur Selbstbehandlung befolgen.

Eine Verringerung der Spannung in der und um die Achillessehne herum erhöht die Chance auf eine erfolgreiche Rehabilitation.[41] Die Weichteilübungen ermöglichen es Ihnen, die Gewebe etwas zu verlängern, ohne dass Sie Dehnübungen durchführen müssen, was zum aktuellen Zeitpunkt nicht ratsam ist.

Ich habe die anatomischen Beschreibungen und Bilder nur zu Ihrer Information beigefügt – es ist nicht nötig, dass Sie sich die genauen Details merken. Wenn Sie an einem der in diesem Kapitel beschriebenen Gewebe arbeiten, denken Sie bitte daran, die VAS-Skala für Schmerzen zu verwenden.

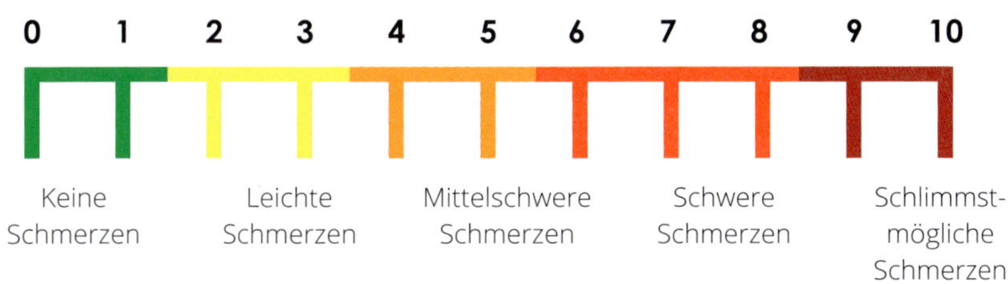

Visuelle Analogskala (VAS) zur Beschreibung von Schmerzen

Tief liegende Faszien (Bindegewebe) des Beins

Die Faszien des Fußes sind mit denen des Beins verbunden. Auf der Oberseite des Fußes sind sie dünn und wickeln sich um beide Seiten des Fußes, um sich dann mit der Plantaraponeurose (Fußsohle) zu verbinden. An der Vorderseite spalten sie sich auf, um die Oberseite der Zehen zu bedecken.

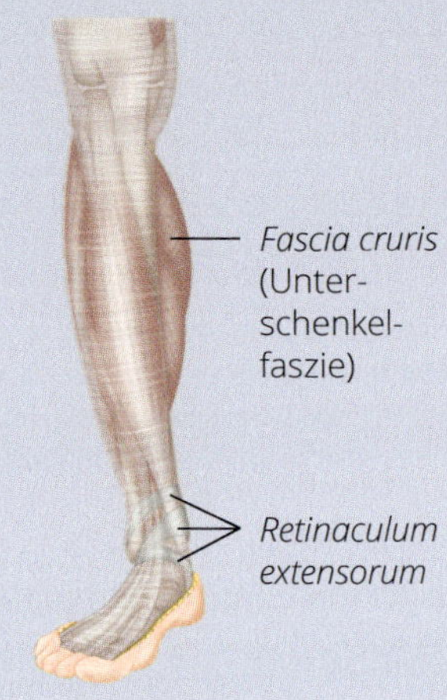

Anatomie der Fascia cruris

Die Plantaraponeurose umfasst einige der dicksten Faszien des Körpers mit bis zu 80 Schichten. Sie ist über die Ferse und an den Seiten des Fußes mit der Faszie verbunden. Es handelt sich bei der Plantaraponeurose um eine überaus wichtige Struktur für die Erhaltung der Längsgewölbe des Fußes.

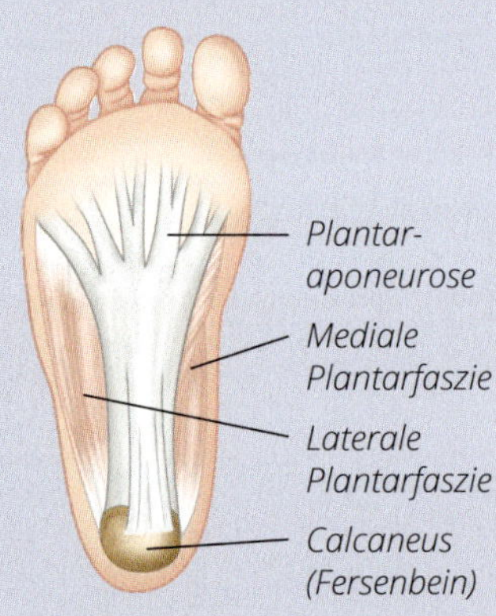

Plantaraponeurose

Myofasziale Faszienübung durch Massage der Wade mit einem Massagestift

1. Knien Sie sich mit dem Fuß vor sich auf den Boden wie in der Abbildung gezeigt, stellen Sie den Fuß auf einen Hocker oder beginnen Sie in sitzender Position.
2. Platzieren Sie einen Massagestift an der Oberseite der Wadenmitte. Drücken Sie ihn in das Gewebe (maximal bis zu einem mittelschweren Schmerzgrad, nicht mehr als vier von zehn auf der VAS-Skala) und rollen Sie ihn nach unten in Richtung der Ferse.
3. Wiederholen Sie die Massage an der Außenseite der Wade und rollen Sie den Massagestift nach unten bis zur Ferse. Fahren Sie an der Wadeninnenseite fort.
4. Sollten Sie zu irgendeinem Zeitpunkt größere Beschwerden haben, halten Sie den Massagestift auf einer Stelle fest, bis die Beschwerden nachlassen und rollen Sie danach weiter in Richtung der Ferse (dies könnte mehrmals passieren).
5. Wiederholen Sie die Übung bis Ihre Schmerzen nachlassen und das Gewebe weicher geworden ist. Führen Sie die Übung einmal täglich durch.

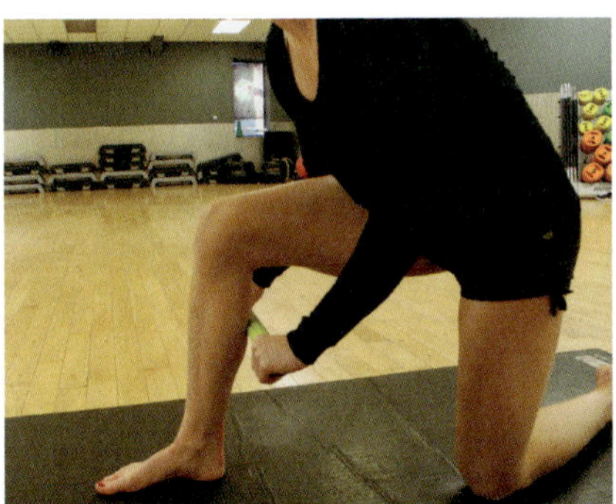

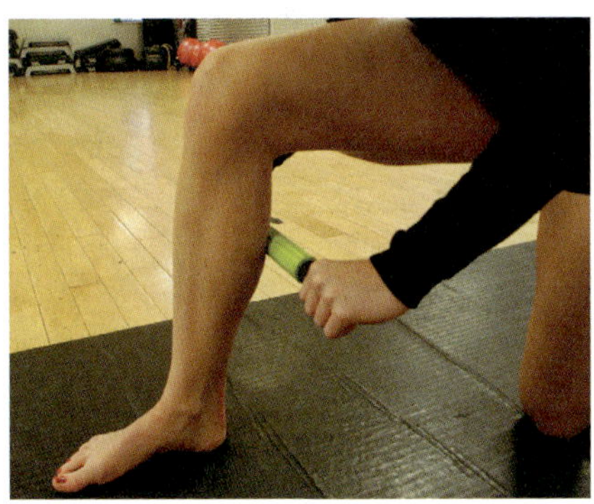

Myofasziale Übungen an der medialen Grenze der *Fascia cruris*

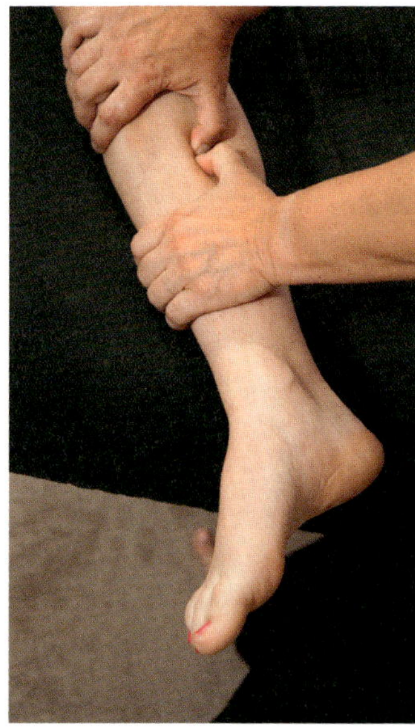

Bei den beiden hier betroffenen Muskeln handelt es sich um den *Musculus flexor digitorum longus* und den *Musculus tibialis posterior*.

Führen Sie diese Übung nur alle drei Tage durch, da Ihr Gewebe sich von dieser tiefgreifenden Behandlung erholen muss.

1. Beginnen Sie die Übung auf dem Boden oder auf einem Stuhl sitzend, wobei die Innenseite Ihres Unterschenkels in Ihre Richtung zeigen sollte. Sie können auch Ihren Knöchel auf dem gegenüberliegenden Knie ablegen.
2. Greifen Sie das Gewebe genau unter dem Knie und neben der inneren Schienbeinkante vorsichtig mit den Daumen. Drücken Sie die Daumen sanft in das Gewebe und warten Sie darauf, dass es nachgibt.
3. Vergrößern Sie langsam den Druck durch Ihre Daumen, bis Ihre Schmerzen ungefähr vier von zehn auf der VAS-Skala entsprechen.
4. Wenn Ihre Beschwerden auf etwa zwei von zehn gesunken sind, beugen Sie Ihren Knöchel aktiv nach hinten und zur Fußsohle (ziehen Sie den Fuß nach oben und unten). Ziehen Sie Ihren Fuß und Ihre Zehen stets langsam nach oben und unten.
5. Lösen Sie Ihre Daumen und setzen Sie sie erneut wie oben beschrieben an, aber diesmal an einem tieferen Punkt als beim ersten Mal und wiederholen Sie die Schritte 2 bis 5.
6. Massieren Sie so weiter in Richtung Fuß, bis Sie in den Bereich genau über dem Innenknöchel kommen (medialer *Malleolus*).

Musculus flexor digitorum longus

- **Lateinisch** *flectere*: sich beugen; *digitorum:* der Zehen; *longus:* lang
- **Herkunft:** mediale Seite der posterioren Oberfläche des Schienbeins (*Tibia*), unterhalb der Sohlenlinie
- **Ansatz:** plantare Fläche des Ansatzes der distalen Phalangen (Endglieder der Zehen) der vier seitlichen Zehen
- **Bewegungsablauf:** beugt die vier seitlichen Zehen (was es dem Fuß ermöglicht, sich beim Gehen fest an den Boden zu haften)
- **Grundlegende funktionale Bewegungen:** zum Beispiel abstoßen von der Oberfläche beim Gehen (besonders barfuß oder auf unebenem Boden, auf den Zehenspitzen stehen)
- **Sportarten, bei denen dieser Muskel stark belastet wird:** zum Beispiel Ballett, Gymnastik (Schwebebalken), Karate (seitliche Tritte)

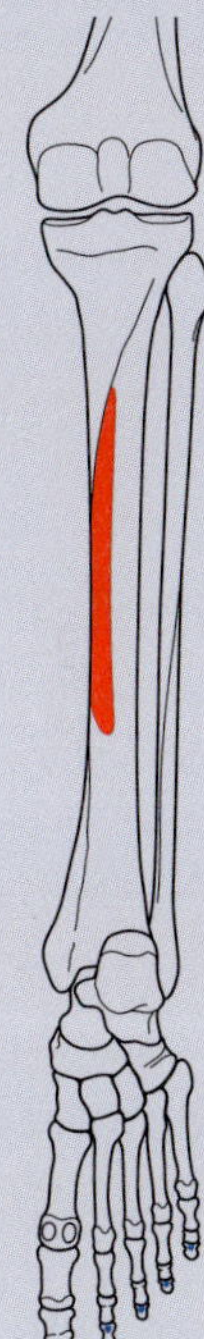

Musculus flexor digitorum longus

Musculus tibialis posterior

- **Lateinisch** *tibialis*: auf das Schienbein bezogen; *posterior:* hinterer
- **Herkunft:** hintere Flächen der Zwischenknochenmembran und angrenzende Regionen von *Tibia* und *Fibula*
- **Ansatz:** hauptsächlich an der *Tuberositas* (Knochenvorsprung) des *Os naviculare* (Kahnbein) und der angrenzenden Region des medialen *Os cuneiforme* (Keilbein)
- **Bewegungsablauf:** dreht den Fuß und beugt die Sohle, Stützung des medialen Fußbogens beim Gehen
- **Grundlegende funktionale Bewegungen:** zum Beispiel auf den Zehenspitzen stehen, Autopedale bedienen
- **Sportarten, bei denen dieser Muskel stark belastet wird:** zum Beispiel Sprinten, Weitsprung, Dreisprung

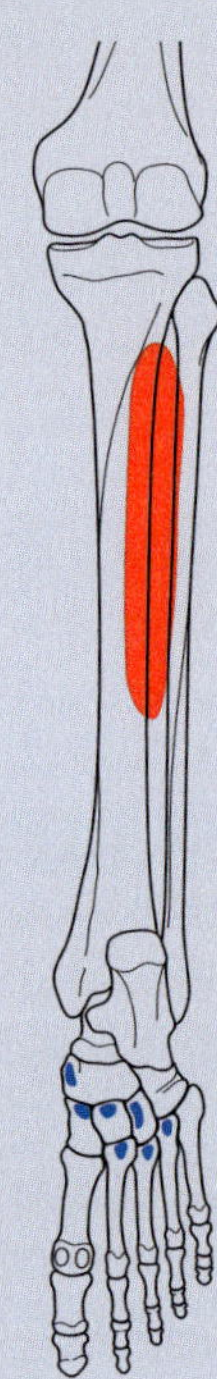

Musculus tibialis posterior

Selbstbehandlung Ihrer Plantaraponeurose mit einem Ball unter der Fußsohle

Diese Übung verringert die Spannung in der Plantar-Faszie, die sich direkt auf die Achillessehne auswirkt.

1. Beginnen Sie im Sitzen, wenn Sie sehr starke Schmerzen im Fuß haben. Sind die Schmerzen nicht zu stark, können Sie die Übung auch im Stehen durchführen.
2. Legen Sie einen Golfball (oder einen anderen Ball in einer ähnlichen Größe) unter Ihren Fuß.
3. Rollen Sie den Ball zwei bis drei Minuten unter Ihrem Fuß vor und zurück und erhöhen Sie dabei nach und nach den Druck.

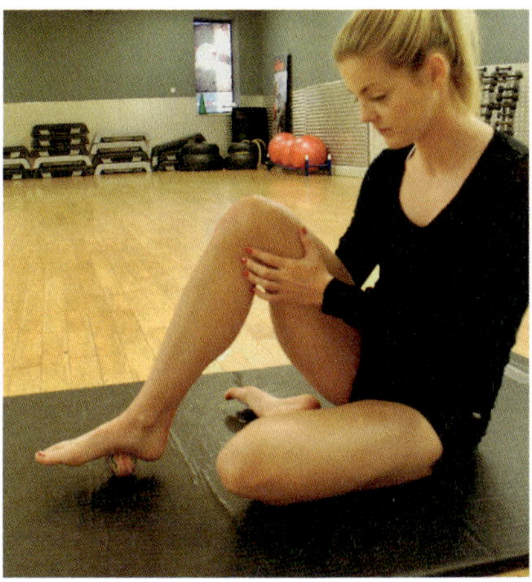

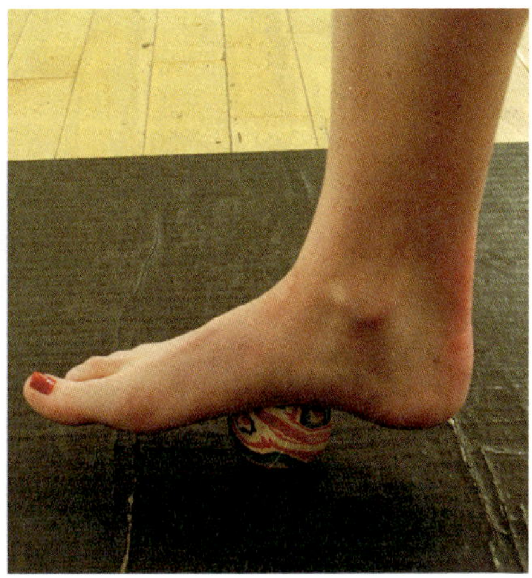

Musculus flexor hallucis longus

Dieser Muskel hilft dabei, den medialen Längsbogen des Fußes instand zu halten.

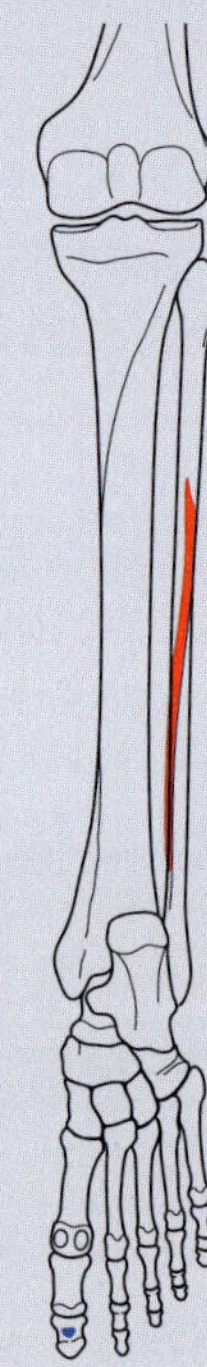

Musculus flexor hallucis longus

- **Lateinisch** *flectere*: sich beugen; *hallucis:* auf den großen Zeh bezogen; *longus:* lang
- **Herkunft:** untere zwei Drittel der posterioren Oberfläche des Wadenbeins (*Fibula*) und der umliegenden Zwischenknochenmembran
- **Ansatz:** plantare Oberfläche der Basis der distalen Phalanx des großen Zehs
- **Bewegungsablauf:** beugt den großen Zeh und ist wichtig für den abschließenden Abstoß des Fußes beim Gehen
- **Grundlegende funktionale Bewegungen:** zum Beispiel abstoßen von der Oberfläche beim Gehen (besonders barfuß oder auf unebenem Boden), auf den Zehenspitzen stehen
- **Sportarten, bei denen dieser Muskel stark belastet wird:** zum Beispiel Laufen, Walken über Hügel, Ballett, Gymnastik

Selbstbehandlung des *Musculus flexor hallucis longus*

Übung 1

1. Legen Sie im Sitzen den Fuß auf das gegenüberliegende Knie. Der Fuß und die Zehen sind dabei gestreckt.
2. Benutzen Sie die Daumen beider Hände, um in das Gewebe genau über und hinter dem Knöchel (medialer *Malleolus*) zu drücken. Drücken Sie die Daumen langsam in das Gewebe, bis Ihre Schmerzen bei etwa vier von zehn auf der VAS-Skala liegen.
3. Wenn diese Schmerzen auf zwei gesunken sind, ziehen Sie Ihren Fuß und Ihre Zehen nach oben in Richtung Schienbein.
4. Wiederholen Sie diesen Schritt dreimal.

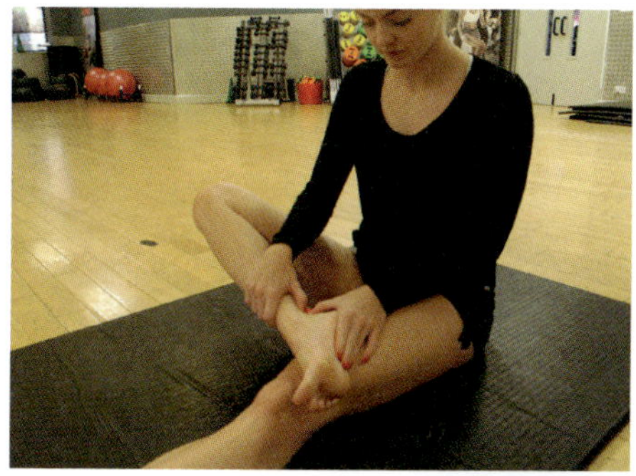

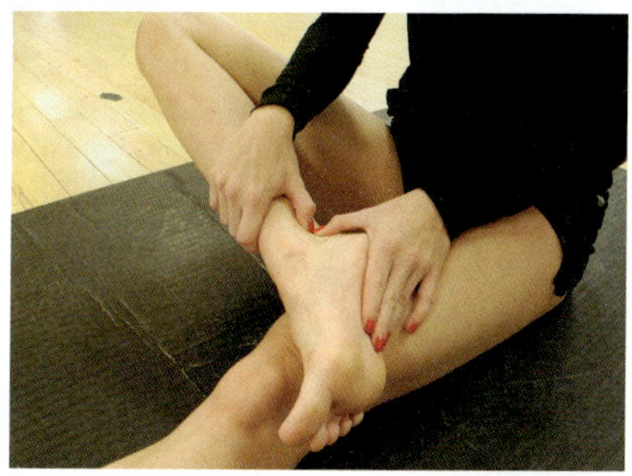

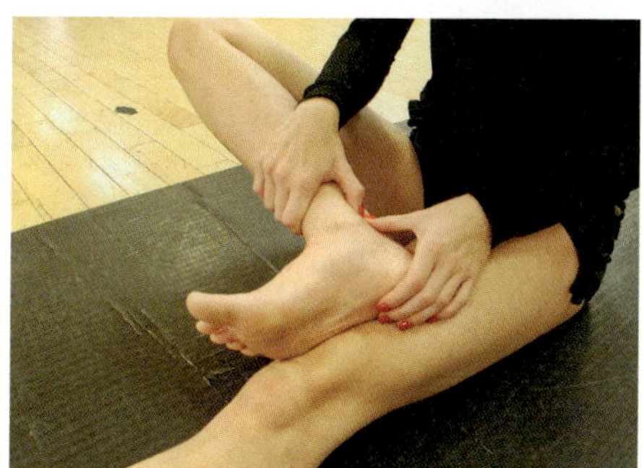

Übung 2

1. Legen Sie im Sitzen den Fuß auf das gegenüberliegende Knie. Beugen Sie Ihren großen Zeh.
2. Drücken Sie mit Ihrem Daumen langsam in das Gewebe, bis Sie Schmerzen von vier auf der VAS-Skala spüren, und zwar genau unter dem ersten Zehengrundgelenk (wo das Zehenpolster endet, genau unter dem Zeh, wo das Gewebe weich und nicht knochig ist).
3. Wenn diese Beschwerden auf zwei auf der VAS-Skala gesunken sind, ziehen Sie Ihren Fuß und Ihre Zehen nach oben in Richtung Schienbein, wobei Sie weiterhin mit dem Daumen Druck auf das Gewebe ausüben. Sollte dies zu schmerzhaft sein, können Sie diesen verlängernden Effekt auch erreichen, indem Sie denselben Daumendruck ausüben, jedoch über das Gewebe fahren, während Sie den großen Zeh strecken.

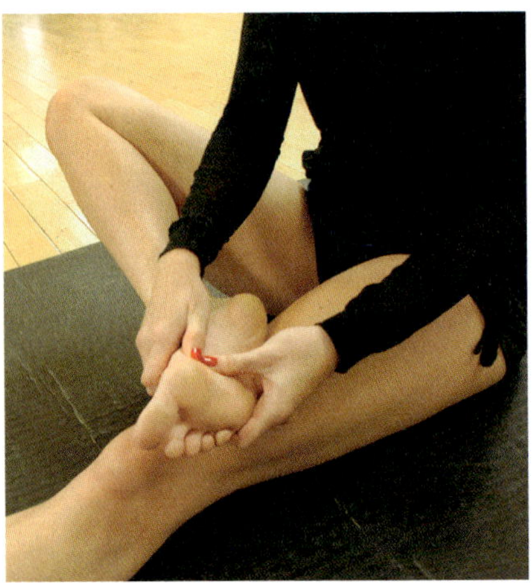

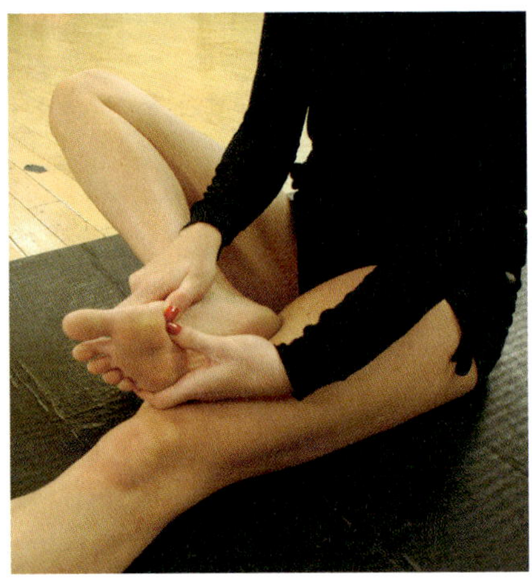

Steigerung der Muskelenergie für den *Musculus hallucis longus*

Mit dieser Übung erhöhen Sie die Flexibilität Ihres großen Zehs.

1. Legen Sie im Sitzen Ihren Fuß auf das gegenüberliegende Knie.
2. Strecken Sie Ihren großen Zeh mit einer Hand, wie vom Therapeuten in der Abbildung gezeigt. Bewerten Sie hierbei die Streckfähigkeit Ihres großen Zehs (Qualität und Quantität).
3. Können Sie den Zeh weniger als 70 Grad strecken? Wenn ja, bringen Sie den Zeh zurück in die Position, in der Sie zunächst einen Widerstand gespürt haben (Ausgangspunkt).
4. Drücken Sie Ihren Zeh gegen den Widerstand Ihres Daumens und Zeigefingers. Nutzen Sie dazu etwa 20 Prozent Ihrer gesamten Kraft für 10 bis 20 Sekunden.
5. Bringen Sie den Zeh danach umgehend in Richtung des Schienbeins (weitere Dehnung), wie vom Therapeuten in der Abbildung gezeigt.
6. Wiederholen Sie die Schritte bis eine Verbesserung der Dehnungsposition eintritt.

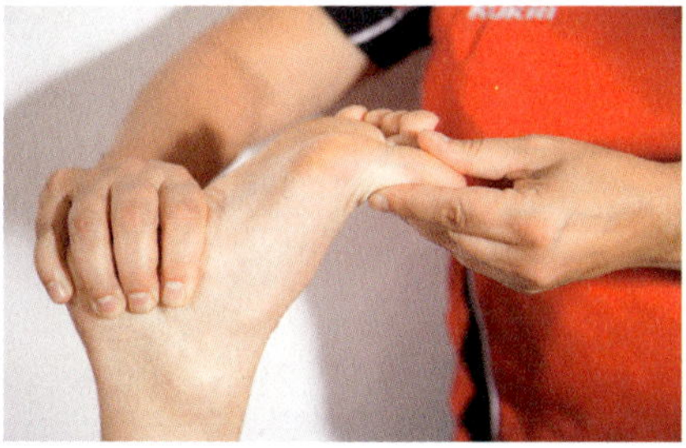

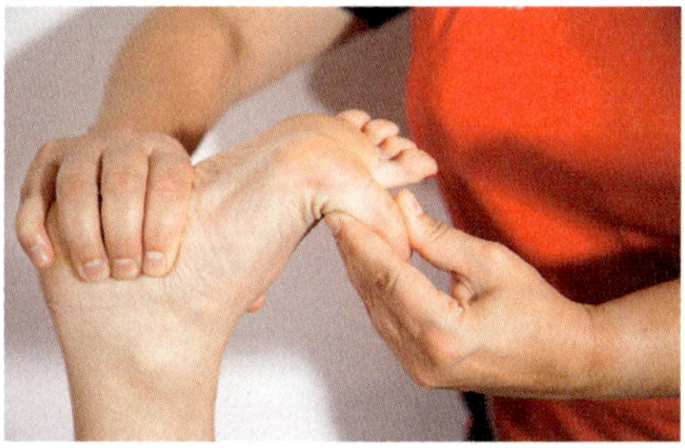

Dehnen des *Musculus flexor hallucis longus*

1. Stellen Sie den Fuß auf einen Hocker.
2. Umfassen Sie die Ferse mit einer Hand und positionieren Sie die andere Hand wie in der Abbildung gezeigt. Heben Sie die Zehen nur so weit an, wie es für Sie noch angenehm ist. Halten Sie diese Position für 90 Sekunden.
3. Wiederholen Sie Schritt 2 und versuchen Sie dabei jeweils, die Dehnung Ihres großen Zehs zu erhöhen, bis er nicht mehr weiter gedehnt werden kann.

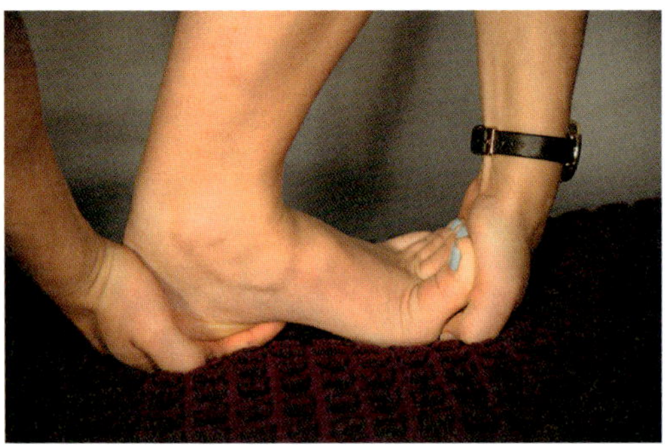

Musculus tibialis anterior

- **Lateinisch** *tibialis*: auf das Schienbein bezogen; *anterior:* vorn
- **Herkunft:** laterale Oberfläche des Schienbeins (*Tibia*) und der umliegenden Zwischenknochenmembran
- **Ansatz:** mediale und inferiore Oberflächen des medialen *Os cuneiforme* und umliegende Oberflächen auf der Basis des ersten Mittelfußknochens
- **Bewegungsablauf:** beugt den Fuß am Knöchelgelenk; dreht den Fuß um; dynamische Unterstützung des medialen Fußbogens
- **Grundlegende funktionale Bewegungen:** zum Beispiel Gehen und Laufen (hilft dabei zu verhindern, dass der Fuß zu hart auf dem Boden aufkommt, nachdem die Ferse aufgekommen ist, und hebt den Fuß vom Boden ab, wenn das Bein nach vorn schwingt)

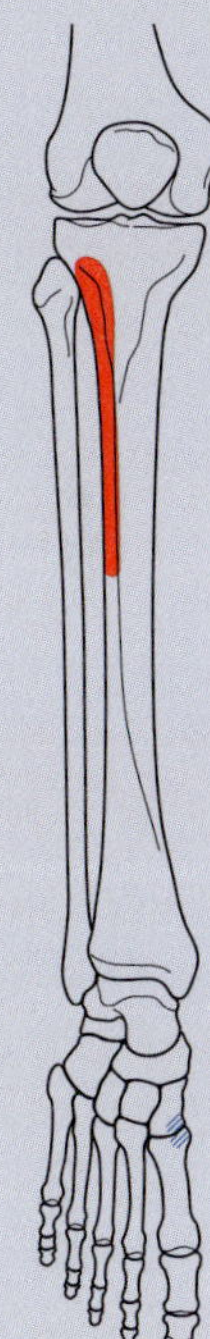

Musculus tibialis anterior

- **Sportarten, bei denen dieser Muskel stark belastet wird:** zum Beispiel Walken über Hügel, Wandern, Laufen, Brustschwimmen, Fahrradfahren (die Phase, in der die Pedale nach oben bewegt werden)

Selbstbehandlung des *Musculus tibialis anterior*

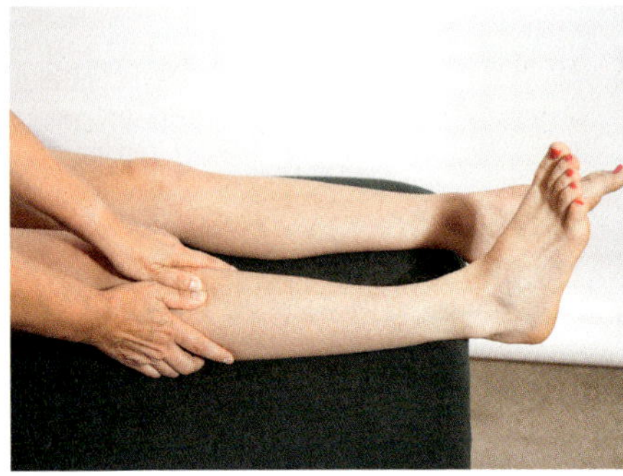

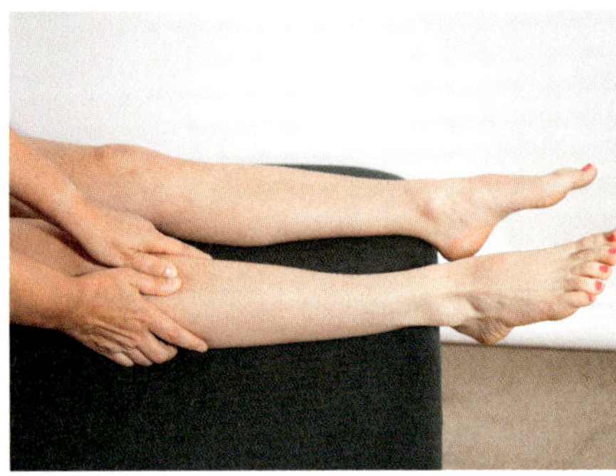

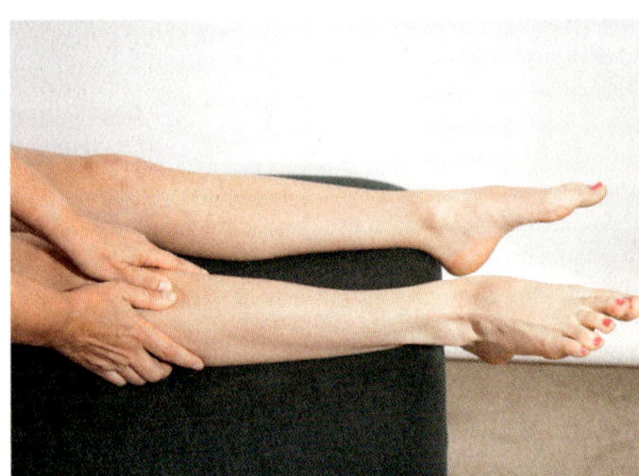

1. Setzen Sie sich auf den Boden und strecken Sie die Beine gerade vor sich aus. Die Füße sind dabei in leichter Dorsalflexion (nach hinten gebeugt).
2. Positionieren Sie die Daumen beider Hände am oberen Ende des Muskels. Erhöhen Sie langsam den Druck in Richtung Boden (nicht mehr als vier von zehn auf der VAS-Skala) und halten Sie diese Spannung.
3. Sobald das Gewebe nachgibt, sodass Sie Ihre Daumen leicht hineindrücken können, und die Schmerzen auf zwei von zehn gesunken sind, strecken Sie Ihre Zehen und drehen Sie Ihren Fuß nach außen.
4. Arbeiten Sie sich so durch den ganzen Muskel bis nach unten, indem Sie die Schritte 1 bis 3 wiederholen.

Selbstbehandlung des *Musculus tibialis anterior* mit einem Massagestift

1. Setzen Sie sich in Ihrer bevorzugten Position auf einen Stuhl oder den Boden oder knien Sie sich mit einem Knie vorn hin.
2. Setzen Sie den Massagestift am oberen Ende Ihres Unterschenkels genau unter dem Knie und leicht in Richtung der Außenseite Ihres Beins (neben dem Schienbein) an.
3. Erhöhen Sie langsam den Druck (nicht mehr als vier von zehn auf der VAS-Skala) und behalten Sie ihn bei.
4. Schieben Sie den Massagestift langsam in Richtung Ihres Fußes.
5. Wiederholen Sie diese Übung und bearbeiten Sie so die gesamte Länge des Muskels. Ziehen Sie dabei langsam Ihren Fuß in Richtung des Schienbeins und setzen Sie ihn wieder auf dem Boden ab.
6. Wiederholen Sie die Übung, bis sich das Gewebe besser anfühlt und weicher geworden zu sein scheint. Wiederholen Sie sie etwa dreimal und ändern Sie jedes Mal ein wenig den Ansatzwinkel des Massagestifts.

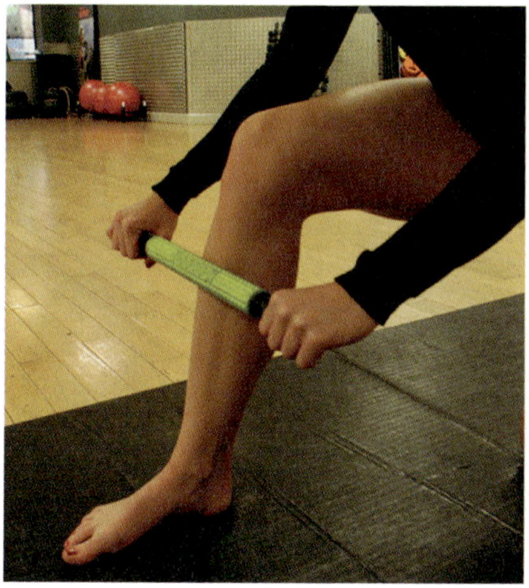

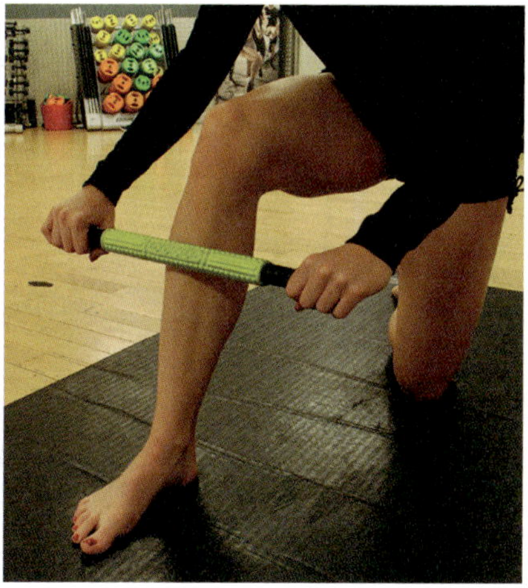

Dehnen des *Musculus tibialis anterior*

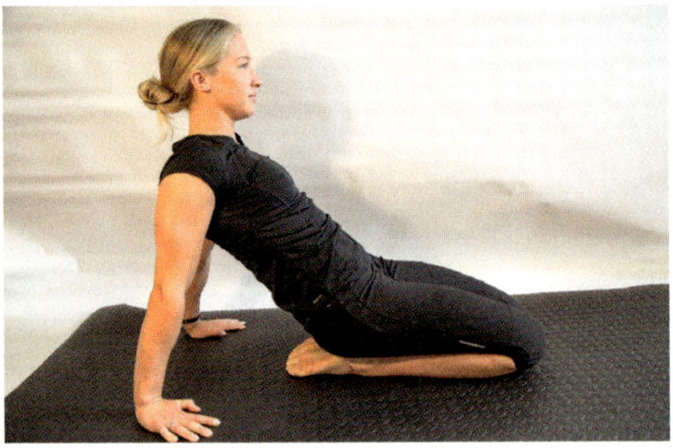

1. Knien Sie sich auf eine weiche Oberfläche. Setzen Sie sich auf Ihre Fersen und lehnen Sie sich so weit nach hinten, wie es Ihnen noch angenehm ist.
2. Halten Sie die Position 90 Sekunden lang.

Musculi fibulares (Musculi peronei)

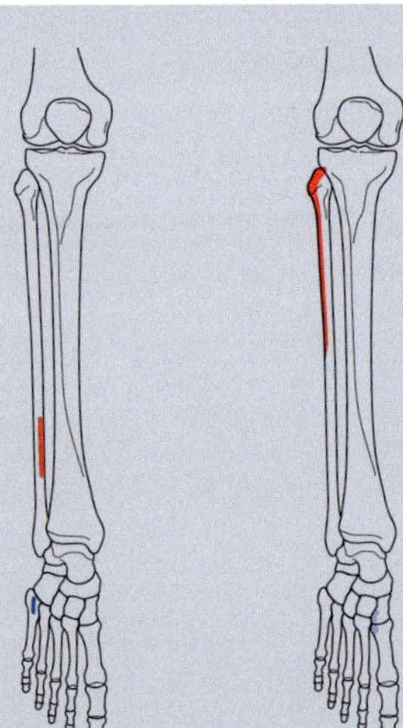

Musculus fibularis tertius — *Musculus fibularis longus* — *Musculus fibularis brevis*

Musculi fibulares (Musculi peronei)

- **Lateinisch** *fibula*: Klammer/Spange; *longus:* lang; *brevis:* kurz; *tertius:* dritter

- **Herkunft:**
  - *Musculus fibularis tertius:* obere beide Drittel der lateralen Oberfläche der Fibula, des Fibulakopfes und mitunter lateraler Schienbeinkopf
  - *Musculus fibularis longus:* untere beide Drittel der lateralen Oberfläche des Wadenbeinschafts
  - *Musculus fibularis brevis:* distaler Teil der medialen Oberfläche der Fibula

- **Ansatz:**
  - *Musculus fibularis tertius:* laterale Seite des distalen Endes des medialen *Os cuneiforme;* Basis des ersten Mittelfußknochens
  - *Musculus fibularis longus:* laterales Tuberkel an der Basis des fünften Mittelfußknochens
  - *Musculus fibularis brevis:* dorsomediale Oberfläche der Basis des fünften Mittelfußknochens

- **Bewegungsablauf:**
  - *Musculus fibularis tertius:* wendet und beugt den Fuß in Richtung der Fußsohle; stützt die Fußbögen
  - *Musculus fibularis longus:* wendet den Fuß
  - *Musculus fibularis brevis:* beugt den Fuß nach hinten und wendet ihn

- **Grundlegende funktionale Bewegungen:** zum Beispiel Gehen und Laufen

- **Sportarten, bei denen dieser Muskel stark belastet wird:** zum Beispiel Laufen, Fußball spielen, Springen

Selbstbehandlung der *Musculi fibulares*

1. Setzen Sie sich auf den Boden und beugen Sie das Knie der betroffenen Seite.
2. Strecken Sie Ihren Fuß und drehen Sie ihn nach außen.
3. Positionieren Sie die Daumen beider Hände auf dem Muskelansatz.
4. Erhöhen Sie langsam den Druck in Richtung Wadenbein (nicht mehr als vier von zehn auf der VAS-Skala) und behalten Sie ihn bei.
5. Wenn die Beschwerden auf zwei von zehn gesunken sind, ziehen Sie Ihre Zehen nach oben in Richtung Ihres Schienbeins und drehen Sie Ihren Fuß nach innen.
6. Bearbeiten Sie so von oben nach unten die gesamte Muskelgruppe der Länge nach, indem Sie die Schritte 4 und 5 wiederholen.

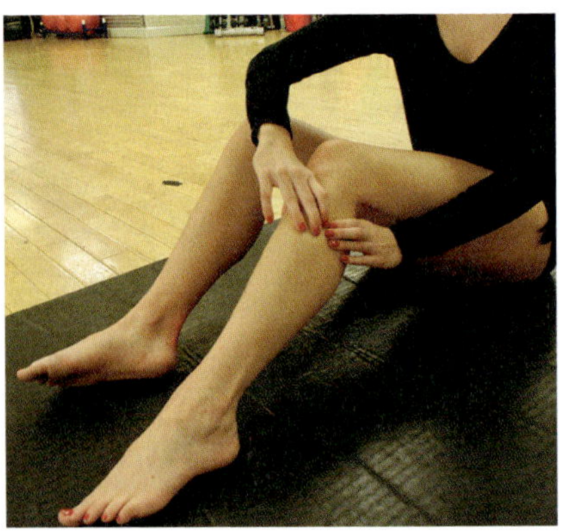

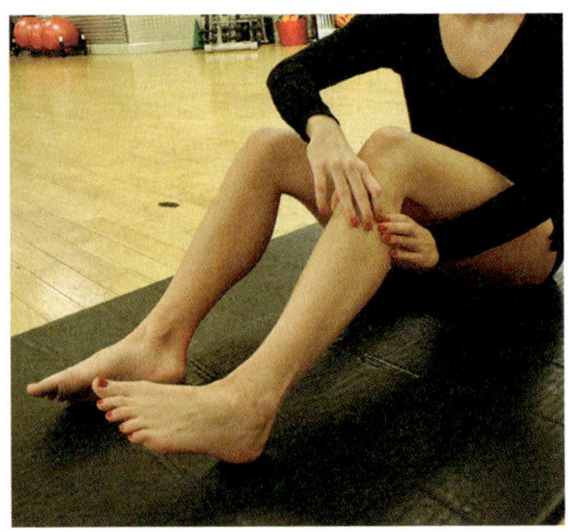

Selbstbehandlung der *Musculi fibulares* mit einem Massagestift

1. Setzen oder knien Sie sich hin.
2. Strecken Sie Ihre Zehen und drehen Sie den Fuß nach außen.
3. Nutzen Sie den Massagestift, um langsam den Druck auf das Wadenbein zu erhöhen und halten Sie diesen Druck (nicht mehr als Stufe vier von zehn auf der VAS-Skala).
4. Ziehen Sie Ihre Zehen nach oben in Richtung des Schienbeins und drehen Sie Ihren Fuß nach innen.
5. Rollen Sie den Massagestift nach unten über den Muskel, indem Sie Schritt 4 wiederholen.

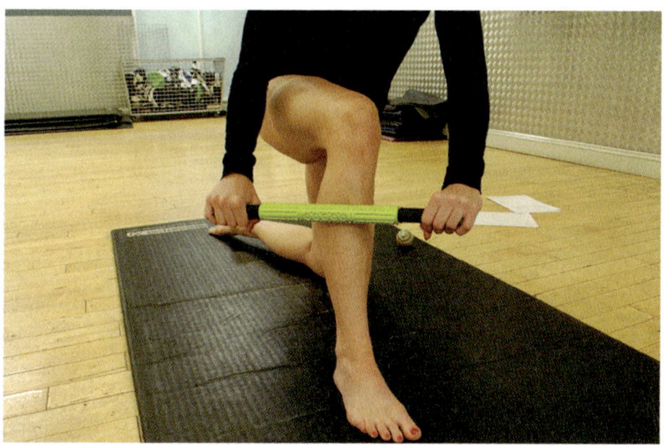

Musculus gastrocnemius

- **Griechisch** *gaster:* Magen; *kneme:* Unterschenkel

- **Herkunft**
  - *Caput mediale:* posteriore Oberfläche des distalen Femurs genau über dem *Condylus medialis femoris*
  - *Caput laterale:* obere postlaterale Oberfläche des *Condylus lateralis femoris*

- **Ansatz:** posteriore Oberfläche des Fersenbeins über die Achillessehne

- **Bewegungsablauf:** beugt den Fuß in Richtung der Fußsohle; beugt das Knie; eine der Hauptantriebskräfte beim Gehen und Laufen

- **Grundlegende funktionale Bewegungen:** zum Beispiel auf den Zehenspitzen stehen

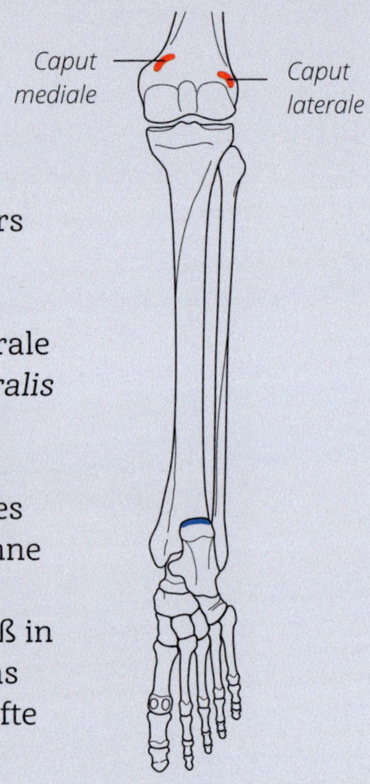

Musculus gastrocnemius

- **Sportarten, bei denen dieser Muskel stark belastet wird:** zum Beispiel die meisten Sportarten, bei denen man laufen und springen muss (besonders Sprint, Hochsprung, Weitsprung, Volleyball und Basketball), Ballett, Abstoß beim Schwimmstart, Trampolinspringen

Selbstbehandlung des *Musculus gastrocnemius*

Übung 1

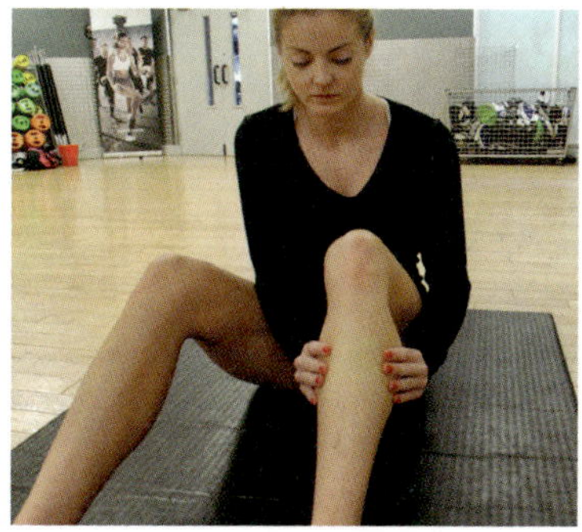

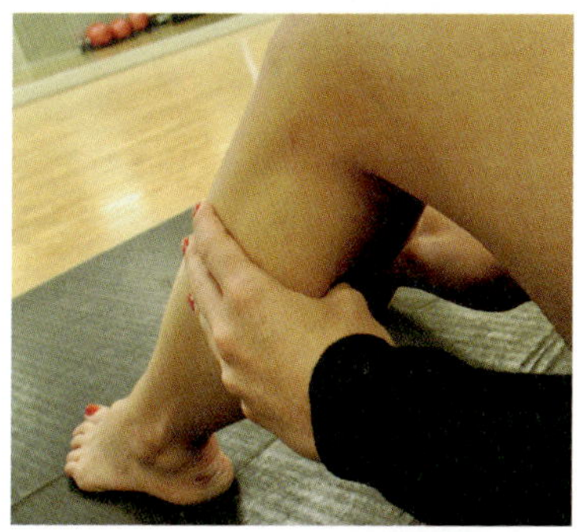

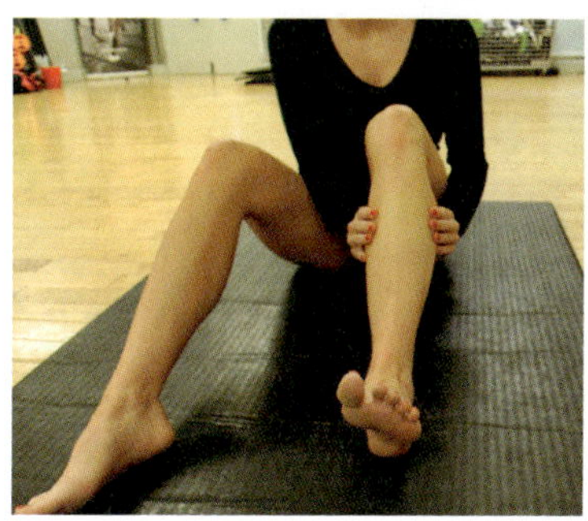

1. Setzen Sie sich auf den Boden und beugen Sie das betroffene Knie. Die Übung kann auch auf einem Stuhl sitzend durchgeführt werden.
2. Positionieren Sie die Daumen beider Hände zwischen den beiden »Bäuchen« des *Musculus gastrocnemius* (in der Wadenmitte in Richtung des oberen Endes).
3. Erhöhen Sie langsam den Druck auf das Schienbein (nicht mehr als vier von zehn auf der VAS-Skala) und behalten Sie den Druck bei.
4. Wenn die Schmerzen auf zwei von zehn gesunken sind, ziehen Sie den Fuß langsam nach oben in Richtung Schienbein.
5. Wiederholen Sie Schritt 2 und schieben Sie dabei die Daumen jedes Mal in Richtung Fuß, bis Sie kurz vor der Achillessehne sind (keinen Druck auf die Achillessehne ausüben oder diese quetschen!).

Übung 2

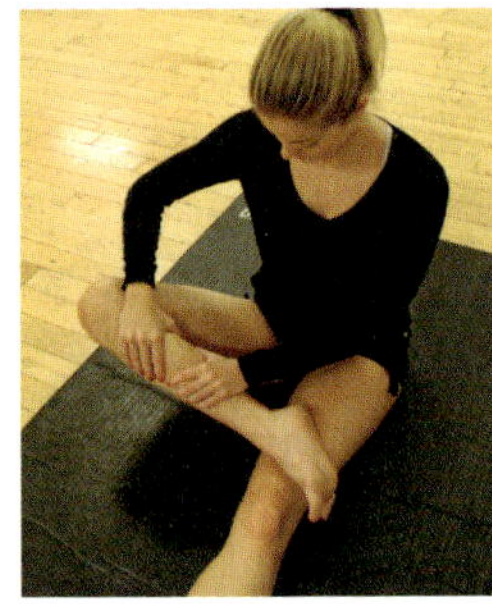

1. Setzen Sie sich auf den Boden und beugen Sie das betroffene Knie. Der Fuß ruht dabei auf dem nicht betroffenen Bein.
2. Positionieren Sie die Daumen beider Hände auf der Wadeninnenseite (in Richtung des oberen Endes). Erhöhen Sie langsam den Druck auf das Schienbein (nicht mehr als vier von zehn auf der VAS-Skala) und behalten Sie den Druck bei.
3. Wenn die Schmerzen auf zwei von zehn gesunken sind, ziehen Sie den Fuß langsam nach oben in Richtung Schienbein.
4. Wiederholen Sie Schritt 2, drücken Sie aber diesmal gegen die Wadenaußenseite.

Selbstbehandlung des *Musculus gastrocnemius* mit einem Massagestift

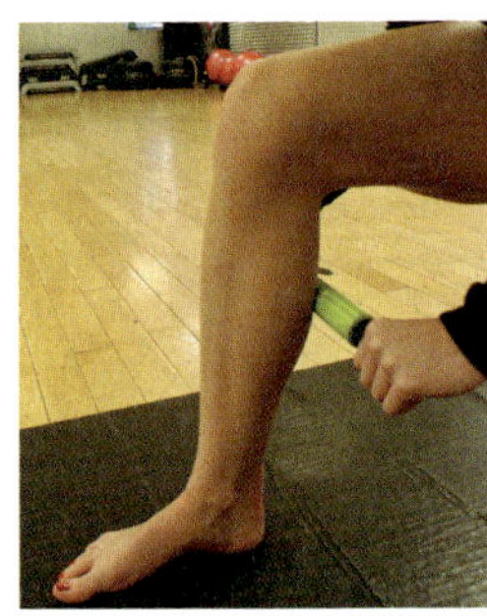

1. Knien Sie sich auf den Boden, das betroffene Bein ist aufgestellt. Sie können auch auf einem Stuhl sitzen.
2. Positionieren Sie den Massagestift an der Oberseite der Wade und rollen Sie ihn nach unten in Richtung der Ferse.
3. Wiederholen Sie die Übung, indem Sie mehr in Richtung der Außenseite der Wade beginnen und nach unten zur Ferse rollen, dann mehr in Richtung der Innenseite.
4. Sollten Ihre Schmerzen zu irgendeinem Zeitpunkt schlimmer werden, halten Sie den Massagestift so lange fest, bis die Beschwerden nachlassen, und rollen Sie dann weiter in Richtung der Ferse (dies kann mehrmals passieren).

Musculus soleus

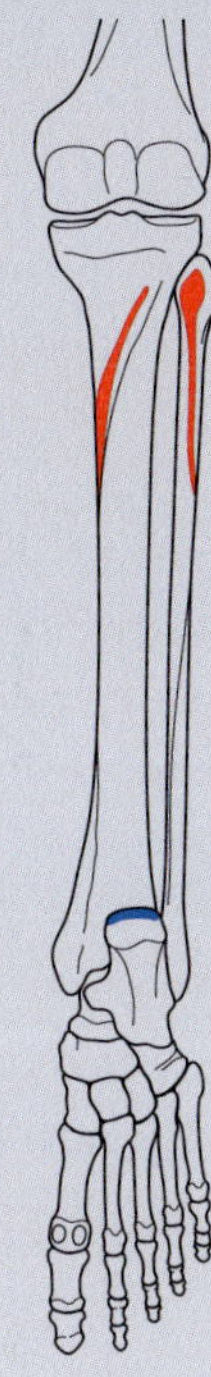

Musculus soleus

- Bekannt als »Skelettmuskelpumpe«, da der *Musculus soleus* dafür verantwortlich ist, Blut aus den Venen in aufrechter Haltung aus der Peripherie zurück zum Herzen zu pumpen.
- **Lateinisch** *solea:* Ledersohle/Sandale/Flunder (Fisch)
- **Herkunft:** posteriorer Aspekt des Fibulakopfes und angrenzende Flächen des Fibulahalses sowie proximaler Schaft; *Linea musculi solei* und medialer Tibiarand; Sehnenbogen zwischen Tibia- und Fibularansatz
- **Ansatz:** posteriore Oberfläche des Fersenbeins über die Achillessehne
- **Bewegungsablauf:** beugt den Fuß in Richtung der Fußsohle. Der *Musculus soleus* befindet sich beim Stehen häufig in Kontraktion, um zu verhindern, dass der Körper am Knöchelgelenk nach vorn fällt. Dadurch hilft er, eine aufrechte Haltung beizubehalten.
- **Grundlegende funktionale Bewegungen:** zum Beispiel auf den Zehenspitzen stehen
- **Sportarten, bei denen dieser Muskel stark belastet wird:** zum Beispiel die meisten Sportarten, bei denen man laufen und springen muss (besonders Sprint, Hochsprung, Weitsprung, Volleyball und Basketball), Ballett, Abstoß beim Schwimmstart, Trampolinspringen

Selbstbehandlung des *Musculus soleus*

1. Setzen Sie sich mit gebeugten Knien auf den Boden. Sie können sich auch auf einen Stuhl setzen.
2. Pressen Sie die Fingerkuppen Ihres Zeige- und Mittelfingers in das Gewebe genau hinter Schienbein (*Tibia*) und Wadenbein (*Fibula*).
3. Halten Sie diese Spannung und gleiten Sie in Richtung Fuß (so wie das Gewebe es erlaubt), während Sie den Fuß langsam nach oben in Richtung Schienbein heben und dann die Zehen strecken.
4. Bewegen Sie den Fuß, bis Ihre Hände hinter dem Knöchel zu liegen kommen.

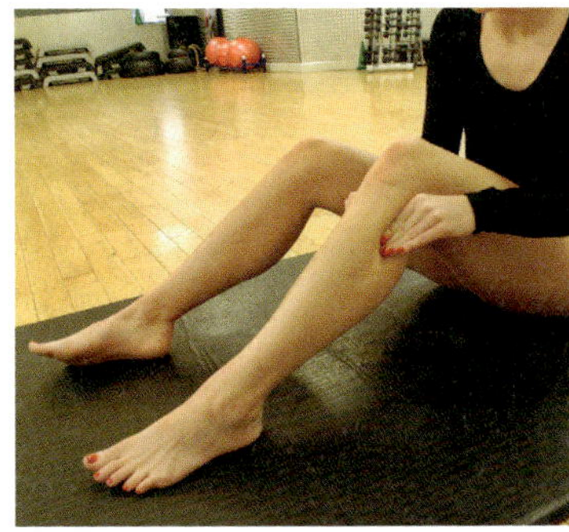

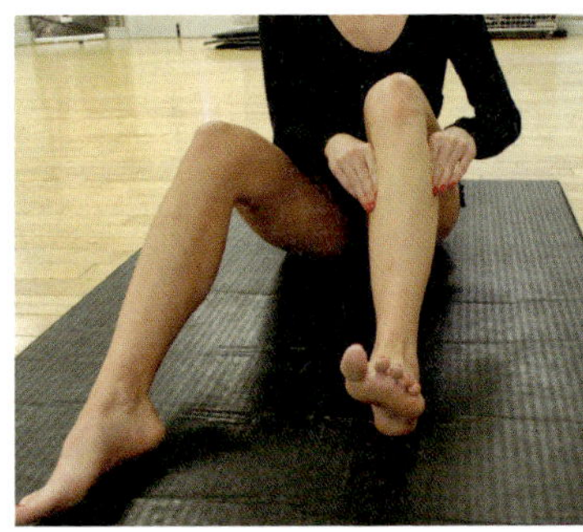

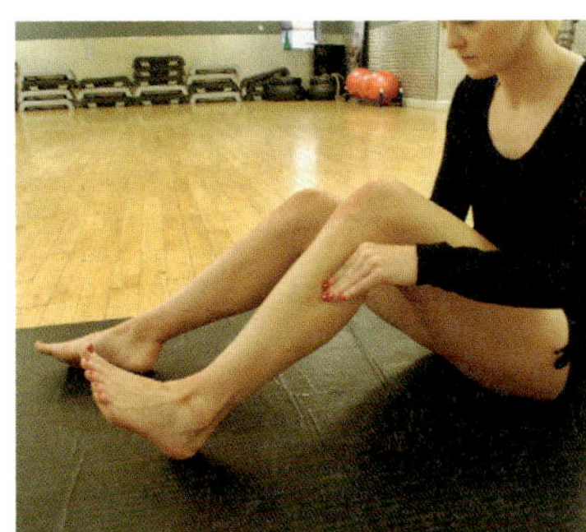

Musculus tibialis posterior

- **Lateinisch** *tibialis:* auf das Schienbein bezogen; *posterior:* hinten
- **Herkunft:** posteriore Oberflächen der Zwischenknochenmembran und der umliegenden Regionen von Schienbein (*Tibia*) und Wadenbein (*Fibula*)
- **Ansatz:** hauptsächlich an der Tuberositas des *Os naviculare* (Kahnbein) und der angrenzenden Region des medialen *Os cuneiforme* (Keilbein)
- **Bewegungsablauf:** dreht den Fuß um und beugt ihn in Richtung der Fußsohle, Stützung des medialen Fußbogens beim Gehen
- **Grundlegende funktionale Bewegungen:** zum Beispiel auf den Zehenspitzen stehen, Autopedale bedienen
- **Sportarten, bei denen dieser Muskel stark belastet wird:** zum Beispiel Sprint, Weitsprung, Dreisprung

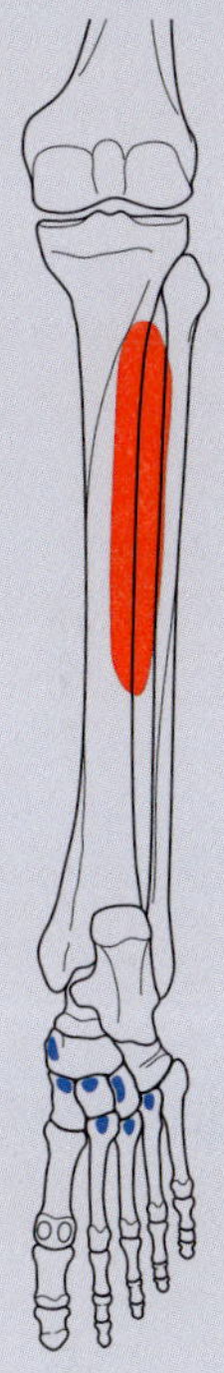

Musculus tibialis posterior

Selbstbehandlung des *Musculus tibialis posterior*

1. Setzen Sie sich mit der Innenseite des betroffenen Beins nach oben zeigend hin, der Fuß ist gestreckt. Die Fußsohle sollte dabei ebenfalls so weit wie möglich nach oben zeigen.
2. Fassen Sie mit den Daumen das Gewebe eher oben direkt unterhalb des Knies und drücken Sie Ihre Daumen hinter dem Schienbein in das Gewebe. Drücken Sie die Daumen sanft in das Gewebe und warten Sie darauf, dass es nachgibt.
3. Erhöhen Sie nach und nach den Druck Ihrer Daumen. Dies kann unangenehm sein, sollte aber nicht stark schmerzen (vier von zehn auf der VAS-Skala).
4. Wenn die Schmerzen nachlassen (zwei von zehn), ziehen Sie den Fuß nach oben in Richtung Schienbein und drehen Sie Ihren Fuß langsam nach außen.
5. Arbeiten Sie sich nach unten vor, bis Sie am Knöchel angekommen sind.

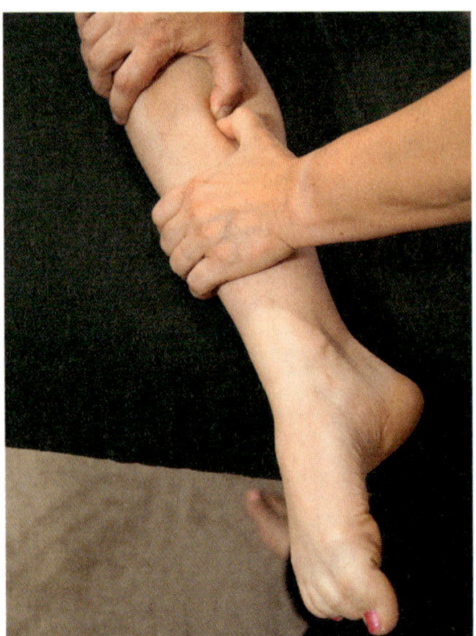

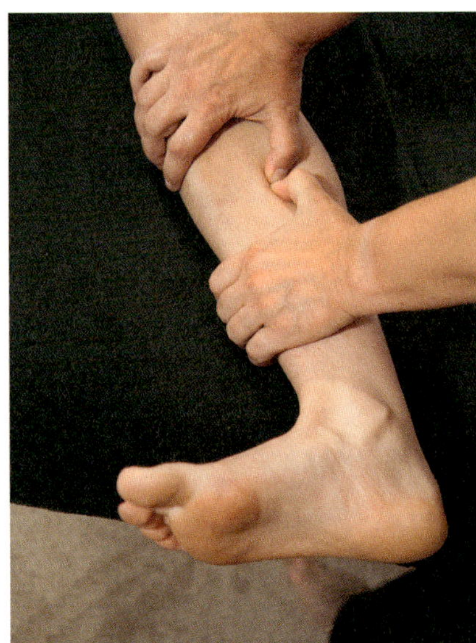

BEWEGLICHKEIT VON FUSS UND KNÖCHEL

Sie haben nun die Muskeln und Faszien Ihres Unterschenkels durch Weichteiltherapie auf die Rehabilitation vorbereitet, wodurch Sie auch angespannte Gewebe verlängert haben. Dies bereitet die Gelenke darauf vor, beweglicher zu werden, was den Bewegungsumfang (Flexibilität) von Fuß und Knöchel verbessern kann. All dies bereitet Ihren Unterschenkel darauf vor, Belastungen wieder standzuhalten.[42]

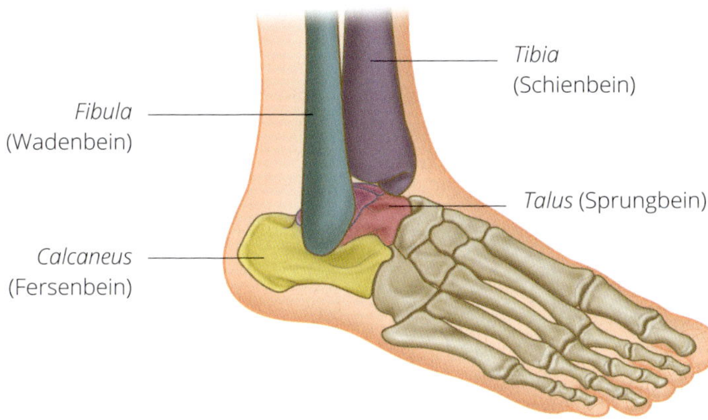

Die Knochen des Fußgelenks

Eigenmobilisierung des Knöchels im Stehen

Führen Sie die Übung erst durch, wenn sich die Schmerzen Ihrer Tendinopathie verbessert haben, besonders dann, wenn es sich um eine Insertions-Tendinopathie handelt.

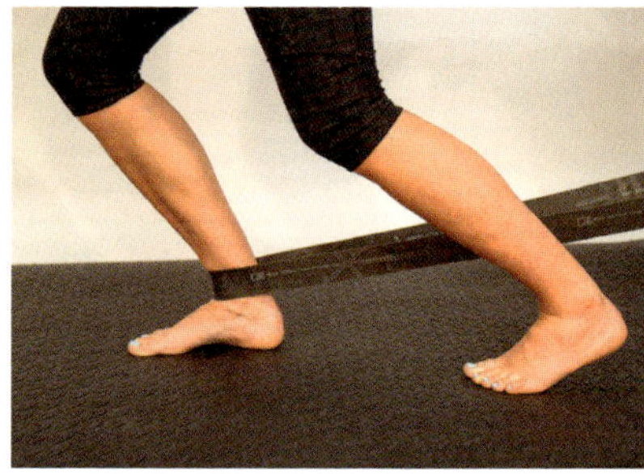

1. Legen Sie im Stehen ein starkes (schwarzes) Theraband oder einen Mobilisierungsgurt so um Ihren Knöchel, dass der *Talus* (Sprungbein) nach hinten gezogen wird, während Sie Ihr Schienbein über Ihrem Fuß nach unten drücken.
2. Wiederholen Sie diese Mobilisierungsübung langsam zehnmal und messen Sie dann erneut die Distanz zur Wand im Ausfallschritttest. Es kann hilfreich sein, ein Stück Tesafilm auf dem Boden in einer Distanz von zwölf Zentimetern zur Wand anzubringen und darauf hin zu arbeiten. Denken Sie jedoch daran, dass Sie Ihre Ferse auf dem Boden halten – nicht schummeln!

Waren Sie in der Lage, über zwölf Zentimeter zu erreichen, als Sie die Beweglichkeit Ihres Knöchels im Ausfallschritttest überprüft haben?

☐ **Ja:** Diese Mobilisierungsübung ist nicht mehr nötig.

☐ **Nein:** Diese Mobilisierungsübung sollte Ihnen dabei helfen, den Bewegungsspielraum Ihres Knöchels zu verbessern.

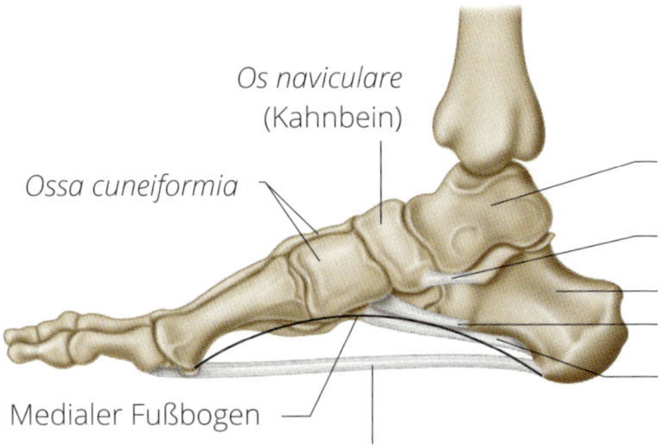

Eigenmobilisierung der Knochen, die mit dem medialen Fußbogen in Verbindung stehen

1. Setzen Sie sich mit gebeugtem Knie auf den Boden, der betroffene Fuß liegt dabei auf dem nicht betroffenen Bein auf. Halten Sie Ihren Fuß mit beiden Händen fest.
2. Drehen Sie die Hand, die die Vorderseite Ihres Fußes hält, nach außen und dann wieder nach innen.
3. Wiederholen Sie diese Übung einige Male, bis die Bewegungsabläufe flüssiger werden.
4. Sie können auch Widerstand hinzufügen und so Muskelenergietechnik (MET) und Mobilisierung kombinieren: Drehen Sie den Fuß bis zu der Stelle, die sich steif anfühlt. Halten Sie mit der Hand gegen diese Drehung, indem Sie den Fuß festhalten. Halten Sie diese Position zehn bis zwölf Sekunden lang. Entspannen Sie dann den Fuß sofort und drehen Sie ihn dann mit der Hand weiter.

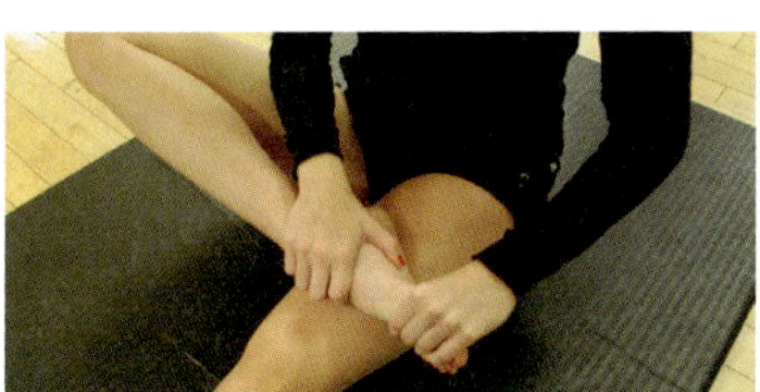

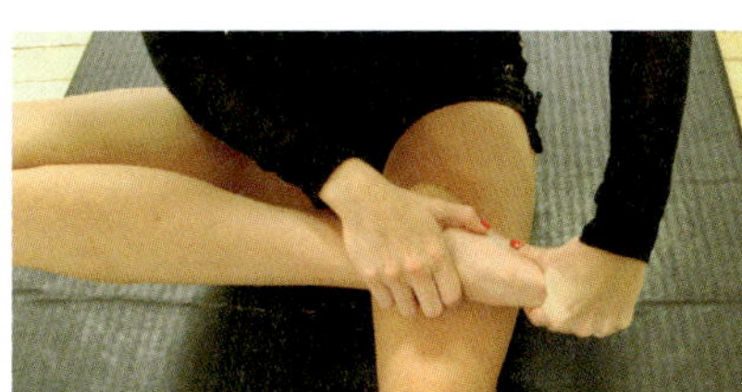

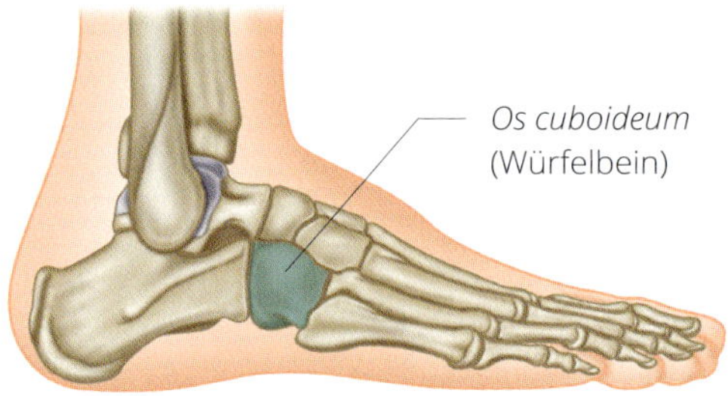

Das Würfelbein ist einer der sieben Fußwurzelknochen und verbindet den Fuß mit dem Knöchel.

Mobilisierung des *Os cuboideum* (Würfelbein)

1. Setzen Sie sich mit gebeugten Knien auf den Boden oder stellen Sie sich hin mit einem Fuß auf einem Hocker. Während Ihr Fuß auf dem Boden oder dem Hocker stabilisiert ist, umgreifen Sie das angewinkelte Bein mit Ihrer Hand.
2. Bewegen Sie den Fuß auf und ab, um das Gelenk zu mobilisieren.

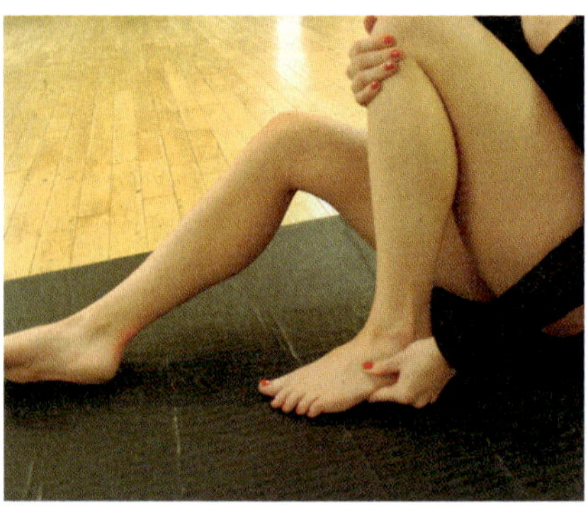

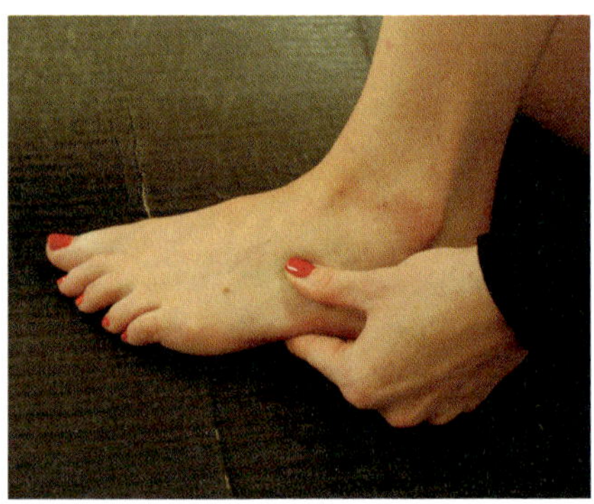

TAPING

Sie haben nun die Muskeln und Faszien Ihres Unterschenkels durch Weichteiltherapie auf die Rehabilitation vorbereitet, durch die Sie in der Lage waren, angespannte Gewebe zu verlängern. Hierdurch wurden auch die Gelenke Ihres Fußes und Knöchels mobilisiert, was ihren Bewegungsspielraum (Flexibilität) erhöht hat. Ein wunderbarer Zusatz zur Therapie ist das Anwenden von Taping. Indem Sie Ihren Unterschenkel tapen, können Sie die Rehabilitation unterstützen, da hierdurch Belastungen besser verteilt werden (das Ziel ist, die Krafteinwirkung bei der Beugung nach hinten zu verringern). Auch kompensierende Bewegungsmuster sollen hierdurch reduziert werden.

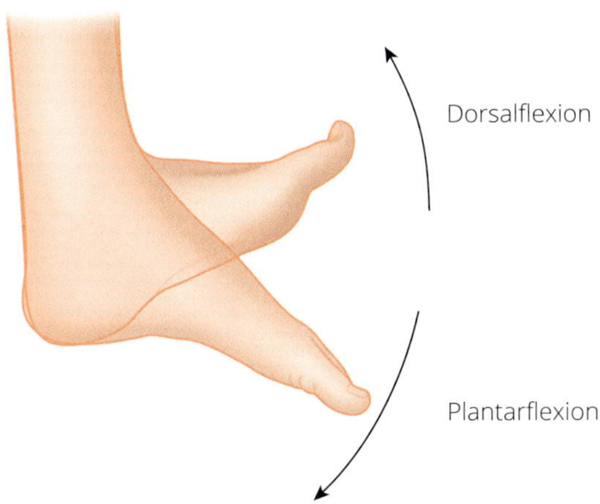

Bei der Plantarflexion werden die Zehen nach unten in Richtung Boden gestreckt, bei der Dorsalflexion nach oben in Richtung Decke.

Dynamic Taping des *Musculus triceps surae* bei Tendinopathie der Achillessehne

Die Dynamic-Taping-Technik (DT) sorgt für eine starke Fußsohlenflexion (weil sie ein Beugen nach hinten verhindert und so die Achillessehne schützt), indem sie den Fuß nach der Dorsalflexion in die vollständig gebeugte Plantarposition zurückfedern lässt, die Wirkung des Waden-Achilles-Komplexes nachahmt und die Belastung der Achillessehne und der Plantarfaszie reduziert. Außerdem (und das ist noch wichtiger) geschieht dies alles ohne Einschränkung des Bewegungsumfangs.

Wenn es Ihnen schwerfällt, sich selbst zu tapen, kann ich nur wärmstens empfehlen, dass Sie einen Therapeuten konsultieren, um das korrekte Anlegen zu gewährleisten.

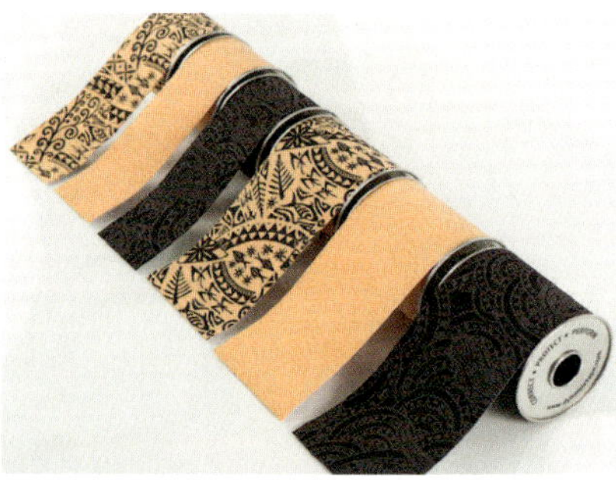

Dynamic Tape

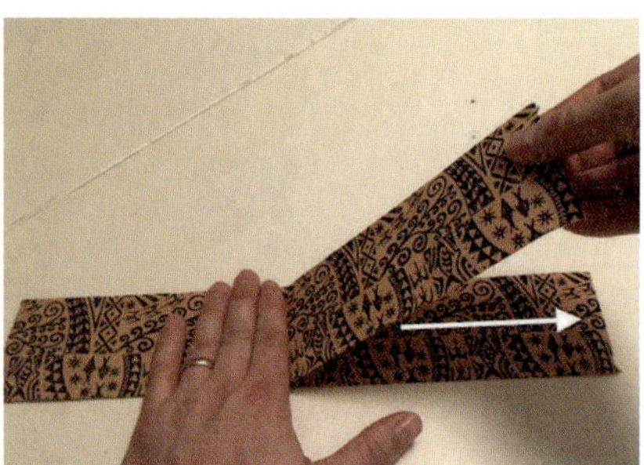

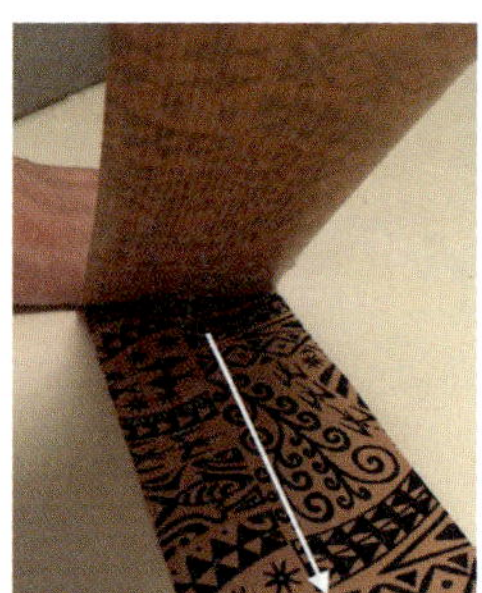

Powerband

Diese Taping-Technik kann zwischen Ihren Selbstbehandlungssitzungen genutzt werden. Das Tape kann die Selbstbehandlungstechniken behindern, da die Sensibilisierung (leichter Druck mit den Daumen auf das Gewebe) durch das Tape beeinträchtigt sein kann.

1. Benutzen Sie fünf Zentimeter Dynamic Tape mit siebeneinhalb Zentimetern Cover-Streifen. Schneiden Sie das Tape auf die gewünschte Länge zu und runden Sie die Ecken ab. Benutzen Sie ein fünf Zentimeter breites Powerband (normalerweise in zwei Schichten). Bemessen Sie das siebeneinhalb Zentimeter breite Tape derart, dass es lang genug ist, um es über das fünf Zentimeter breite Tape legen zu können. Der Ansatz des breiteren Tapes sollte über den gesamten Umfang des schmaleren Bandes passen.
2. Sprühen Sie zunächst den Fuß und die Region um die Achillessehne mit dem Klebespray ein und warten Sie, bis es getrocknet ist.
3. Setzen Sie sich auf den Boden, Ihr Knie ist im 90-Grad-Winkel gebeugt (um die Wadenmuskeln zu entspannen). Der Fuß sollte so weit wie möglich gestreckt sein. Diese Haltung reduziert den Druck auf die Achillessehne und ermöglicht es Ihnen, die Weichteilbelastung leichter auf die Wadenmuskulatur oder die Achillessehne zu übertragen, je nachdem, was sinnvoller ist.
4. Legen Sie das Tape über die Mitte des Fußes, dann über die Ferse (achten Sie darauf, dass ein Widerstand gegen die Verlängerung des Fußes besteht, insbesondere bei Schmerzen in der Fußsohle) und die hintere Fläche des Unterschenkels bis knapp unterhalb des Kniegelenks.
5. Kneifen Sie lose Tape-Stücke zusammen und schneiden Sie sie ab.
6. Reiben Sie kräftig über die gesamte Länge des Tapes, drücken Sie es fest und halten Sie den Fuß, die Achillessehne und die Muskelansätze bis zu eine Minute lang mit den Händen fest, um eine korrekte Befestigung zu gewährleisten (Wärme aktiviert den Klebstoff).
7. Strecken Sie die Zehen und fügen Sie weitere Tape-Streifen um die Achillessehne und den Fuß hinzu, um das Tape hinter dem Knöchel und unter dem Fuß zu sichern. Wenn Sie die Technik richtig angewendet

haben, sollte der Fuß leicht in voller Plantarflexion gegen die Schwerkraft ruhen. Bei einer minimalen Veränderung der Ruheposition wird wahrscheinlich nur ein geringer Widerstand und damit eine geringe mechanische Wirkung erzielt, sobald eine Belastung erfolgt.

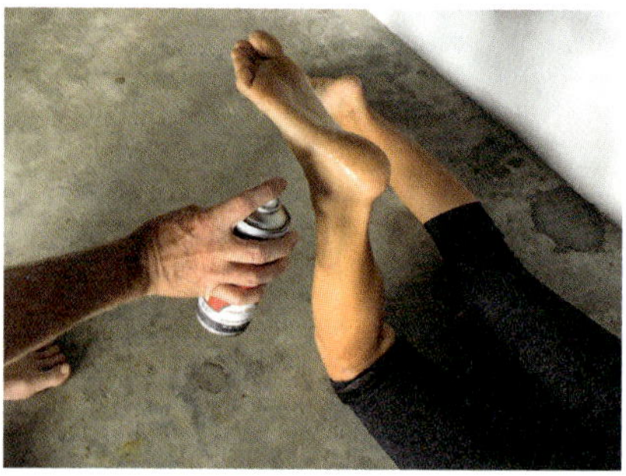

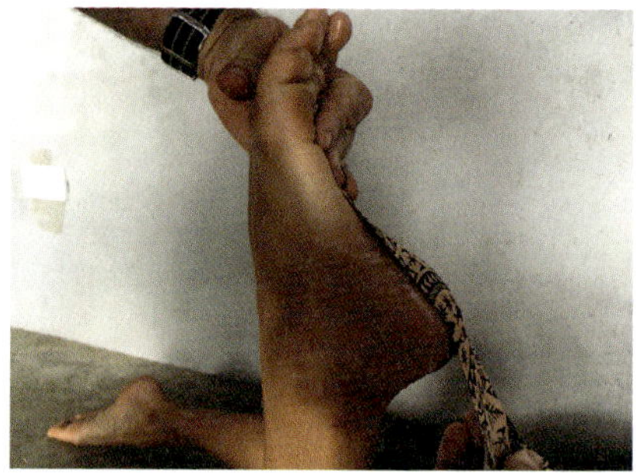

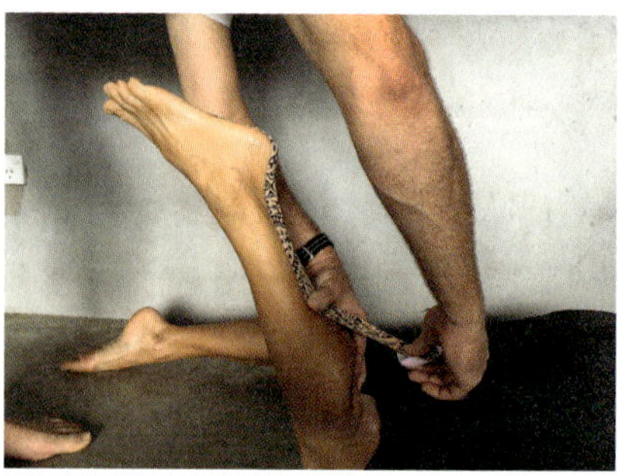

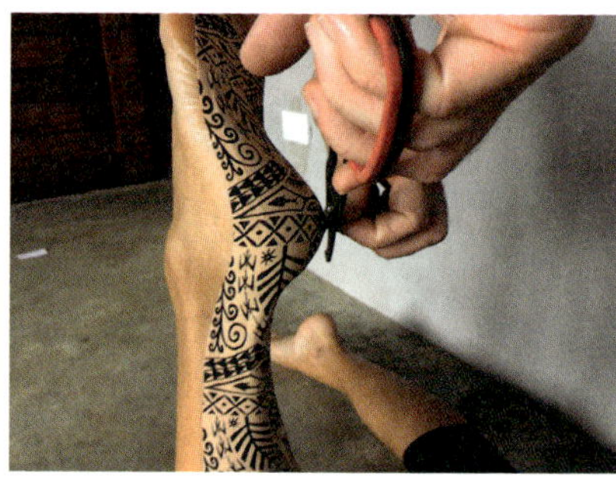

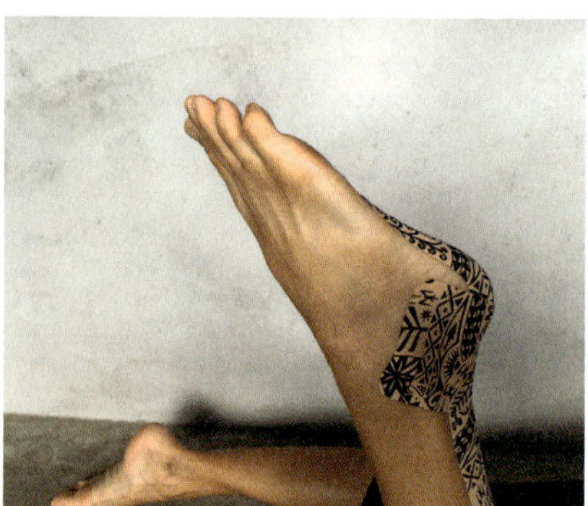

KAPITEL 7

REHABILITATION IHRER ACHILLESSEHNE

Haben Sie die Muskeln und Faszien Ihres Unterschenkels durch Weichteiltherapie auf das Rehabilitationsprogramm vorbereitet, indem Sie verkürzte Strukturen verlängert haben? Haben Sie Ihre Fuß- und Knöchelgelenke durch Mobilisierung vorbereitet, um ihren Bewegungsumfang (Flexibilität) zu erhöhen? Wenn Ihre Antwort »Ja« ist, sind Sie jetzt bereit, Ihre Achillessehne durch Kräftigung des Unterschenkels durch Belastung zu rehabilitieren. Wenn Ihre Antwort »Nein« lautet, gehen Sie zurück zu Kapitel 6 und setzen Sie die Übungen aus diesem Kapitel jetzt um. Die Vorbereitung ist unerlässlich und die Durchführung dieser einfachen Selbstbehandlungstechniken wird Ihre Erfolgschancen um einiges verbessern!

Verletzungen demotivieren und können Ihre Leistung erheblich beeinträchtigen. Es ist daher wichtig, Krafttraining in Ihr Leben zu integrieren, damit Ihr Körper die Dinge, die Sie von ihm verlangen, auch wirklich wieder hinbekommt, sei es beim Gassigehen mit dem Hund oder beim Marathonlauf. Aktuell leiden Sie bereits an einer Verletzung, daher müssen wir nun erst einmal ein solides Programm aufstellen, dass das Risiko möglicher neuer Verletzungen reduziert, und einige Konzepte neu erlernen. Dies ist ein wichtiger Faktor für den Erfolg Ihres Programms und die Verringerung Ihrer Schmerzen.

Tendinopathien durch Überlastung sind nicht leicht zu behandeln, da Personen verschiedenen Alters, deren Sehnen diversen Belastungen ausgesetzt waren, mit unterschiedlichem Ausmaß an Schmerzen, Beschwerden und Behinderungen beim Arzt vorstellig werden. Daher unterliegt auch die Heilung vielen Variablen. Manche Sehnen sind nach einigen leichten Behandlungsmethoden wieder einsatzbereit und wieder andere sind einfach nicht in den Griff zu bekommen. Die meisten Menschen mit einer Tendinopathie der Achillessehne können mithilfe der richtigen Behandlung allerdings nach etwa drei bis sechs Monaten wieder schmerzfrei leben.

Dieses Buch schlägt Ihnen keine Nullachtfünfzehn-Lösung vor, die bei allen Patienten anschlägt, denn so funktionieren wir Menschen nicht: Wir sind individuelle Persönlichkeiten und brauchen daher auch einen personalisierten Behandlungsansatz. Die aktuellste Forschung deutet darauf hin, dass die wirksamste Behandlung einer Tendinopathie der Achillessehne eine schrittweise Belastung ist.[43] Wie das genau funktioniert, besprechen wir im folgenden Kapitel. Es hat sich gezeigt, dass Belastungstraining (Kraft- und Ausdauertraining) die Muskelfunktion verbessert und die Achillessehne anschließend vor Überlastung schützt.[44] Eine einzige Übungseinheit mit isometrischer Belastung (mehr dazu gleich) kann bei einigen (aber nicht bei allen) Menschen eine sofortige Veränderung der Sehnenschmerzen und der kortikalen Hemmung bewirken.[45]

SEHNENREAKTION AUF DAS BELASTUNGSTRAINING

Das Belastungstraining ist erwiesenermaßen sowohl anabolisch (bildend) als auch katabolisch (hilft beim Abbau von Stoffwechselprodukten) für die Sehnen.[46] Eine übermäßige Kompression sowie federnde Bewegungen wie etwa Springen, Hüpfen und Laufen können in Verbindung mit dem Einsetzen einer Tendinopathie stehen. Das genaue Volumen (Anzahl der Stunden), die Intensität und Frequenz (Anzahl der Trainingseinheiten an einem Tag oder in einer Woche) der Belastung, die zu einer

Sehnenverletzung führen können, konnten noch nicht genau bestimmt werden. Es scheint jedoch wichtig zu sein, ausreichende Ruhepausen zwischen Phasen intensiver Belastung einzuhalten (um die Anpassung an und die Toleranz der Belastung zu ermöglichen).[47]

SEHNENKAPAZITÄT UND BELASTUNG

Eine korrekte Diagnose nach Phase (reaktive Phase, Sehnenverletzung, degenerative Phase) und Stelle der Tendinopathie (mittlerer Sehnenbereich, Ansatz) ist überaus wichtig und bestimmt, welche Art von Belastung anzuwenden ist. Die Belastung anzupassen bedeutet nicht, dass die Sehne ruhen sollte. Es ist aber sehr wichtig, die Zugbelastung (Dehnen und [Rück-]Federn) sowie die Kompressionsbelastung (Quetschen) zu verringern, damit die Sehne sich erholen kann (dies kann etwa fünf bis zehn Tage dauern).

Bei der Achillessehne wird normalerweise der obere Teil auf der Hinterseite des Fersenbeins gequetscht, da dieser bei der Dorsalflexion komprimiert wird. Daher sind Fersenheber die beste Möglichkeit, diesen Teil der Sehne zu entlasten.[48]

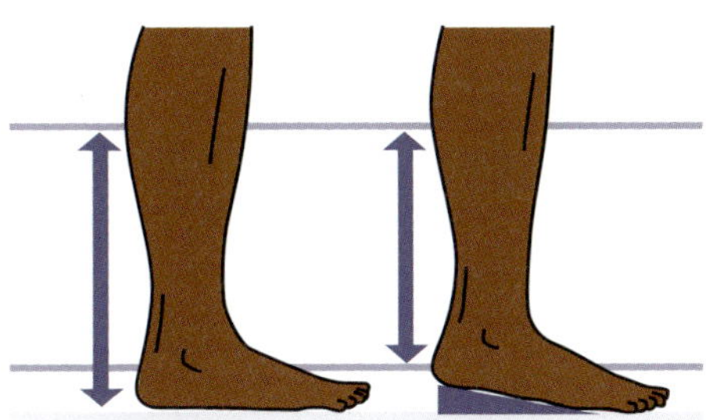

Indem Sie Ihrem Rehabilitationsprogramm Fersenheber hinzufügen, reduzieren Sie die Kompression.

WOZU SOLLTE IHRE SEHNE IN DER LAGE SEIN?

Wenn Sie den Mechanismus der richtigen Belastung bei einer Tendinopathie verstehen, wird das mit großer Wahrscheinlichkeit das Ergebnis Ihres Rehabilitationsprogramms verbessern:[49]

1. Bewegen Sie sich eher wenig? Sie sollten trotzdem Belastungsübungen durchführen, die schwierigeren Übungen jedoch weglassen.
2. Gehen Sie häufig spazieren, kegeln oder golfen? Sie sollten trotzdem Belastungsübungen durchführen, können aber auf schwierige plyometrische Übungen (Springen, Hüpfen) verzichten.
3. Sprinten Sie? Sie sollten Belastungsübungen durchführen, um die Kapazität Ihrer Sehnen zu verbessern, damit sie der Belastung beim Laufen standhalten können. Eventuell ist das Belastungsprogramm nach Silbernagel, zu dem Sie online Informationen finden, besser für Sie geeignet. Dies ist fallabhängig, da es auf Ihre persönliche Form und Kondition und die Anpassungsfähigkeit Ihrer Sehne ankommt.

Vor Beginn der Rehabilitation ist es wichtig zu verstehen, dass Ihr Körper in der Lage sein muss, starke, koordinierte und geschickte Bewegungen auszuführen, um Ihr früheres Fitnessniveau erneut zu erlangen. Im Moment sagt Ihnen Ihr Körper, dass er einige der Bewegungen, die Sie ausführen, nicht mehr bewältigen kann und bei dem Versuch, mit Ihnen Schritt zu halten, dysfunktional geworden ist.

Ihr Körper sollte in der Lage sein, ein breites und vielfältiges Spektrum an Aktivitäten auszuführen. Sie brauchen Ihren Körper, um als Ganzes funktionieren zu können. Die Übungen in diesem Buch sehen wahrscheinlich völlig anders aus als die typischen Trainingseinheiten, die Sie in der Vergangenheit befolgt haben, und zwar aus folgendem Grund: Wir alle verfügen über gemeinsame Bewegungsmuster, die erlernt werden müssen, aber die meisten Trainingsprogramme bleiben weit hinter den

Erwartungen zurück, wenn es um die Verbesserung der Bewegungsqualität geht. Können Sie zum Beispiel 60 Sekunden lang auf einem Bein stehen, ohne umzufallen? Sind Sie in der Lage, eine Übung in der Hocke korrekt auszuführen? Schaffen Sie es, eine Kniebeuge mit voller Reichweite und einwandfreier Technik auszuführen? Wenn Ihre Antwort ein umfassendes »Nein« ist, sind Sie hier am richtigen Ort.

Welche Vorteile hat eine Rehabilitation der Achillessehne laut wissenschaftlicher Erkenntnisse?

1. Die Langzeitprognose für akute bis subchronische Tendinopathie der Achillessehne fällt positiv aus, wenn wir uns darauf konzentrieren, die Sehne und die umliegenden Strukturen zu stärken.[50]

2. Es kommt zu einer bedeutenden Linderung der Schmerzen und einer Verbesserung der Funktionsfähigkeit nach sechs bis zwölf Wochen Krafttraining.[51]

3. 71 bis 100 Prozent der Patienten mit einer Tendinopathie der Achillessehne schaffen es, ihr vorheriges Aktivitätsniveau mit minimalen oder gar keinen Beschwerden nach dem Rehabilitationsprogramm wieder aufzunehmen.[52]

4. Schlägt die Rehabilitationsbehandlung nicht an, wird eine Operation zur Entfernung fibrotischer Verwachsungen und degenerativer Knötchen empfohlen, um die Blutversorgung wiederherzustellen.[53]

Damit sich der Körper an das Training anpassen kann, müssen Sie ihm eine ausreichende Erholungszeit (Ruhepause) erlauben. In der Erholungsphase bekommt der Körper die Möglichkeit, sich anzupassen, sodass er die nächste Trainingseinheit bewältigen kann. Betrachten Sie Ihre Verletzung als Gelegenheit, in der Zeit, in der Ihre Leistung beeinträchtigt ist, neue Kräfte zu sammeln und Fähigkeiten zu erlangen. Jeder hat die Chance, seine Kraft während dieses Prozesses zu verbessern. Denken Sie daran, dass das Wort »Leistung« nicht nur für Sportler gedacht ist – es steht für alles, was Sie tun müssen oder wollen. Das kann Gartenarbeit sein oder mit den Kindern spielen, einkaufen oder alle möglichen anderen Aktivitäten, denen Sie nachgehen.

Ihr Körper versucht, Ihnen eine Nachricht zu übermitteln. Hören Sie zu. Er sagt Ihnen mit seinem lästigen »Nörgeln«, dass etwas aus dem Lot geraten ist, und zwar lange, bevor es zu spät ist. Stellen Sie sich vor, Sie laufen oder walken gerade draußen und bemerken ein leichtes Stechen in Ihrer Achillessehne. Sollten Sie aufhören? Sollten Sie den Schmerz ignorieren und einfach durchpowern? Diese leichten Beschwerden, die mit der Zeit zu einer ausgewachsenen Verletzung werden können, führen dazu, dass Sie morgens oder jedes Mal, wenn Sie aus dem Sitzen aufstehen, humpeln. Ich will damit nicht sagen, dass ein leichtes Unwohlsein bedeutet, dass Sie ganz aufhören sollen zu trainieren, aber es könnte sein, dass Ihr Körper Ihnen sagt: »Hey! Ich mache das nicht mehr lange mit!«

Wenn Sie regelmäßig Sport treiben, dann kommen bei Ihrem Training Bewegungen wie Springen, Sprinten, mehrfache Richtungswechsel sowie schnelle Beschleunigungen und Verzögerungen vor. Eine übermäßige Trainingsbelastung, schlechte neuromuskuläre Kontrolle oder Biomechanik und frühere Verletzungen tragen allesamt zu vielen der Verletzungen bei, die Sie daran hindern, Ihre maximale Leistungsfähigkeit beim Training zu entfalten. Die gute Nachricht ist, dass Sie zahlreiche Ihrer potenziellen Verletzungsprobleme kontrollieren oder verhindern können, wenn Sie frühzeitig handeln.

Daher kommt ein Aussetzen von Zugbelastungen für Personen mit Tendinopathie nicht infrage, da dadurch die mechanische Festigkeit der Sehne verringert werden kann, was nicht ratsam ist.[54] In der Tat kann ein vollständiges Einstellen der Belastung aufgrund fehlender mechanischer Reize tendinopathische Veränderungen sogar fördern.[55] Wir wissen außerdem auch, dass der Schutz der Sehne vor Kompression bei gleichzeitiger mäßiger isometrischer Belastung ihre Genesung unterstützen kann.[56] Alle diese Punkte dienen uns als Grundlage bei der Planung unseres personalisierten Rehabilitationsprogrammes.

Schwerere Belastungen sind sinnvoll, solange sie richtig eingesetzt werden. Sehnen, die sich im Stadium einer Sehnenverletzung befinden, sprechen normalerweise gut auf schwere Belastungsübungen an.[57] Bei Tendinopathien in der reaktiven (siehe Kapitel 3) und kompressiven (siehe Kapitel 5) Phase ist dies jedoch nicht der Fall. Ein Training mit schwerer Belastung kann also angezeigt sein, manchmal ist der Zeitaufwand dafür im Leistungssport jedoch ein Problem. Es ist im Falle von Sportlern nicht ratsam, während des Trainings beziehungsweise in der Wettkampfsaison sehr viele Wiederholungen exzentrischer oder konzentrisch-exzentrischer Übungen mit schwerer Belastung durchzuführen.[58]

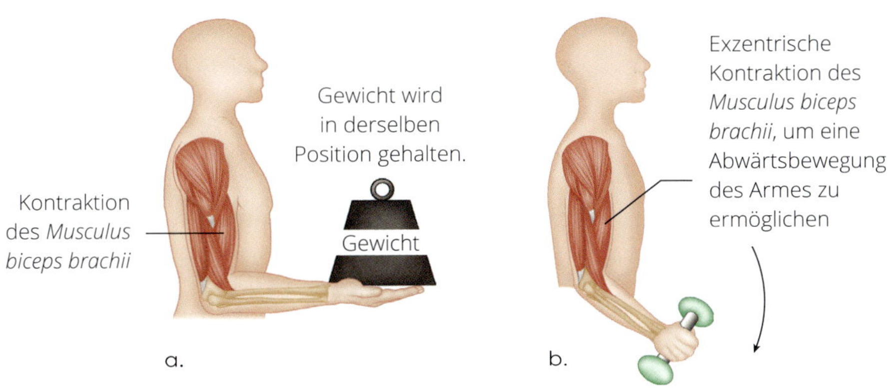

Vergleich von (a) isometrischer und (b) isotonischer (konzentrisch-exzentrischer) Muskelkontraktion

Anders sieht es jedoch bei der isometrischen Belastung aus, die sogar zur Grundlage des Trainings gehören sollte.

Bei jeder isometrischen Übung muss das Gewicht relativ hoch sein (und zwar das Höchstgewicht, das während der Dauer der Wiederholung gehalten werden kann). Allgemein wird angenommen, dass es sinnvoll ist, beide Seiten zu trainieren, es sei denn, es liegen jegliche Anomalitäten der Sehne vor (auch wenn diese symptomfrei sind). Durch den Seitenwechsel zwischen den Wiederholungen (mit ein- bis zweiminütigen Ruhezeiten) wird das Verhältnis von Übung und Ruhezeit berücksichtigt.

PLANUNG DER SEHNENBELASTUNG[59]

1. Wenn dies für unsere Aktivitäten notwendig ist, müssen wir die Sehne an schnelle Belastungen gewöhnen.
2. Wir müssen es der Sehne ermöglichen, sich an kompressive Belastungen zu gewöhnen beziehungsweise diese zu tolerieren.
3. Eine Person mit niedriger Funktionsfähigkeit wird mit hoher Wahrscheinlichkeit an bleibenden Sehnenschmerzen leiden.
4. Diese bleibenden Schmerzen sollten verschwinden, wenn die Funktionsfähigkeit zurückerlangt wird.
5. Wir bringen die Sehne durch progressive und korrekte Belastung wieder auf Trab.

Wieso benutzen wir isometrische Belastung?

1. Falls Sie anfangs noch keine isotonischen Übungen ausführen können oder wenn Sie an akuten Schmerzen leiden, kann die isometrische Belastung Ihre Schmerzen erheblich reduzieren und die wichtige Belastung langsam einführen, die Ihre Sehne braucht.

2. Die Zeit unter Spannung (die Zeit, während der Sie die Kontraktion halten können) kann durch diese Art der Belastung maximiert werden, um eine bessere Anpassung der Sehne zu ermöglichen.[60]
3. Muskelkater ist nur minimal ausgeprägt. (»Muskelkater« bezieht sich auf Schmerzen, die Sie in Ihren Muskeln spüren, wenn Sie eine Zeit lang keinen Sport getrieben haben. Hierbei handelt es sich um eine »normale« Anpassungsreaktion.)
4. Die Belastung kann in einem Spielraum ausgeführt werden, der keine Schmerzen bereitet und die Sehnenkompression minimiert.[61]
5. Schwere isometrische Belastungen sind für manche Personen effektiv im Hinblick auf eine Schmerzlinderung, aber nicht für alle.[62]

Führen Sie täglich fünfmal 45 Sekunden lang isometrische Halteübungen aus (siehe Seite 87).

Warum es wichtig ist, Ihre Belastung und Ermüdung während der Rehabilitation im Auge zu behalten[63]

Im Allgemeinen ist Ermüdung nichts Schlechtes. Letzten Endes wollen wir durch Ermüdung unsere Kraft verbessern (Anpassung). Bei der Art und Weise, wie Ihr Körper auf Ermüdung reagiert, geht es nicht darum zu entscheiden, wann er entlastet wird, sondern vielmehr darum, wie wir eine optimale Belastung erreichen. Wenn die Trainingsdosis richtig ist, kommt es zu einer sogenannten Superkompensation, wenn sie falsch ist, zu einem Überlastungssyndrom.[64] Wenn beispielsweise die Belastung von Woche zu Woche stark ansteigt, besteht ein erhöhtes Risiko für das Auftreten von Verletzungen (nämlich dreimal so hoch). Es hat sich herausgestellt, dass Sehnen bei gleichmäßiger Belastung am wenigsten gefährdet sind und bei plötzlich ansteigender Belastung verletzungsanfällig werden. Es wird daher eine allmähliche Progression empfohlen.[65] Im Gegensatz dazu besteht auch ein gewisses Verletzungsrisiko, wenn das Gewebe unterbelastet ist. Daher müssen wir messen, was genau los ist und wie Ihr Körper darauf reagiert, um die Belastung optimieren zu können.

Hier noch einmal zusammengefasst die Gründe, warum wir erst einmal herausfinden müssen, wie es um Ihre Sehnen-Waden-Kapazität aktuell steht (verfügbare Kraft).

1. Ihre Sehne benötigt die Belastung.
2. Wenn Sie einmal Sehnenprobleme haben, werden Sie immer Probleme mit Ihrer Sehne haben. Also gewöhnen Sie sich schon mal an die Vorstellung, es sei denn, dies ist das allererste Mal, dass Sehnenschmerzen bei Ihnen aufgetreten sind (reaktive Phase).
3. Sehnen sprechen nicht gut auf plötzliche Veränderungen an, daher müssen wir sie darauf vorbereiten, wenn wir wollen, dass sie in unserem Sinne funktionieren.
4. Sehnen mögen keine Entspannung. Aus diesem Grund brauchen Sie auch in Ruhezeiten, nach der Wettbewerbssaison oder (bei Nicht-Sportlern) während des Urlaubs ein Belastungsprogramm.
5. Wenn bei Ihnen eine konzentrische Schwäche vorliegt (bei der sich die Wadenmuskeln verkürzen, wenn Sie Fersenheber durchführen), brauchen Sie Übungen, um dieses Defizit in den Griff zu bekommen.[66]

KAPITEL 8

INDIVIDUELL ANGEPASSTE PROGRESSIVE BELASTUNGSÜBUNGEN

Im Folgenden stelle ich Ihnen ein Beispielprogramm vor. Sehnen brauchen eine individuelle Behandlung und es gibt eine Reihe von verschiedenen Belastungsprogrammen. Wenn Ihnen dieses Programm nicht zusagt, schauen Sie sich bitte das Belastungsprogramm nach Silbernagel oder das »Heavy Strength Resistance Program« an (beide können Sie im Internet finden). Denken Sie daran, dass alle Übungen sowohl mit geradem Knie (*Musculus gastrocnemius*) als auch mit gebeugtem Knie (*Musculus soleus*) durchgeführt werden sollten. Vergessen Sie nicht den *Soleus*!

STUFE 1: ISOMETRISCHE HALTEÜBUNG

- Sehr effektiv für einige Personen mit akuten Schmerzen oder Personen, die keine isometrischen Übungen durchführen können
- Geringe Sehnenbelastung
- Schmerzlinderung
- Hervorragend für Sehnen in der reaktiven Phase

Nutzen Sie dieses Programm, bis Ihre Schmerzen unter drei von zehn auf der VAS-Skala sind und gehen Sie dann zu Stufe 2 über (siehe Seite 92). Führen Sie diese isometrische Halteübung weiterhin zweimal wöchentlich durch, während Sie an Stufe 2 arbeiten.

Einbeiniger Fersenheber

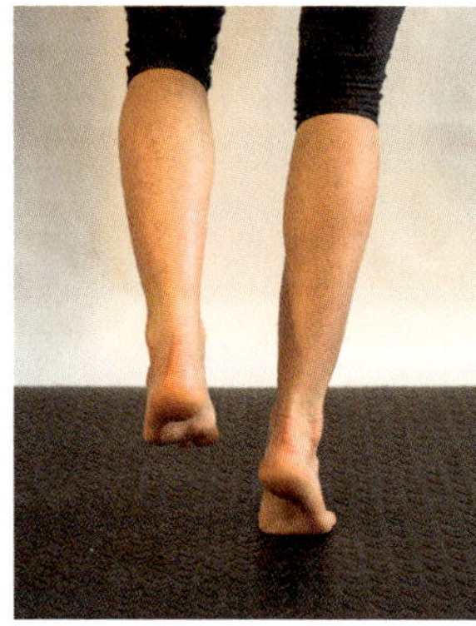

1. Beginnen Sie die Übung im Stehen. Stützen Sie sich für besseren Halt mit beiden Händen an der Wand ab (es handelt sich hierbei nicht um eine Gleichgewichtsübung).
2. Stellen Sie sich auf die Zehenspitzen und halten Sie die Position.

Schaffen Sie es, die Übung täglich fünfmal 45 Sekunden lang mit einem schweren Gewicht (in dieser Anfangsphase kann das Ihr eigenes Körpergewicht sein) durchzuführen?

- ☐ **Ja:** Machen Sie mit der einbeinigen isometrischen Halteübung weiter.
- ☐ **Nein:** Sie können diese Übung aufgrund fehlender Kraft oder aufgrund von Schmerzen nicht durchführen? Beginnen Sie mit beidbeinigen Fersenhebern.

Beidbeiniger Fersenheber

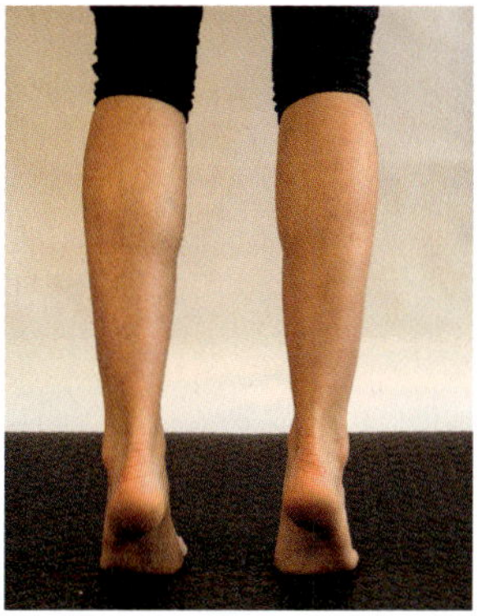

Führen Sie den beidbeinigen Fersenheber (auch Wadenheber genannt) durch, indem Sie Ihre Fersen anheben:

1. Heben Sie Ihre Fersen so weit wie möglich vom Boden ab, wenn Ihre Schmerzen an der Rückseite der Ferse lokalisiert sind (Diagnose Insertions-/Kompressions-Tendinopathie).
2. Heben Sie Ihre Fersen nur ein wenig an, wenn Ihre Schmerzen in der Mitte der Sehne lokalisiert sind (Diagnose Midportion-Tendinopathie).
   - Halten Sie die Position 45 Sekunden lang.
   - Falls Sie keine 45 Sekunden schaffen, halten Sie sie, solange Sie können und arbeiten Sie dann auf die 45 Sekunden hin.
   - Achten Sie darauf, dass Ihre Füße nicht nach außen rollen!
3. Ruhen Sie zwei Minuten.
4. Wiederholen Sie die Halteübung im Rhythmus 45 Sekunden halten, zwei Minuten ruhen, bis Sie fünfmal 45 Sekunden gehalten haben. Zu Ende der 45 Sekunden sollte die Übung langsam schwierig werden. Ist die Übung zu einfach, machen Sie mit der einbeinigen Halteübung weiter. Wenn diese Übung zu einfach wird, nehmen Sie mehr Gewicht, aber nicht zu viel, denn Sie müssen weiterhin die 45 Sekunden durchhalten.

Der exakte Ablauf für die fünfmal 45 Sekunden langen isometrischen Übungen (egal ob auf beiden oder auf einem Bein und mit oder ohne Gewicht) ist wie folgt:

- 45 Sekunden halten (1)
- 2 Minuten Pause
- 45 Sekunden halten (2)
- 2 Minuten Pause

- 45 Sekunden halten (3)
- 2 Minuten Pause
- 45 Sekunden halten (4)
- 2 Minuten Pause
- 45 Sekunden halten (5)
- 2 Minuten Pause

Diese Übungen sollten relativ schwierig sein. Falls es zu Ende der 45 Sekunden langsam anstrengend wird, ist das genau richtig. Das bedeutet, dass die Übung schwierig genug ist.

Ist die Übung zu schwierig? Zittert oder wackelt Ihre Wade?

- ☐ **Ja:** Wenn es Ihnen schwerfällt, die Übung fünfmal 45 Sekunden zu halten, sollten Sie die fünfmal 45 Sekunden langen isometrischen Übungen trotzdem durchführen, aber verringern Sie die Belastung (führen Sie die Übung wieder beidbeinig durch oder verringern Sie das Gewicht) oder verkürzen Sie die Zeitspanne. Wenn Sie die Übung 30 Sekunden lang halten können, nutzen Sie dies als Ihre Ausgangszeit und versuchen Sie, in den nächsten Tagen Fortschritte zu machen. Das Ziel ist es, am Ende auf 45 Sekunden zu kommen.
- ☐ **Nein:** Wenn Sie die Übung leicht fünfmal 45 Sekunden lang durchführen können, sollten Sie sie trotzdem durchführen, aber die Belastung durch zusätzliches Gewicht erhöhen. Machen Sie weiter, bis Sie einbeinige Fersenheber mit Gewicht schaffen (je nach Ihrer Stärke und Schmerzintensität).

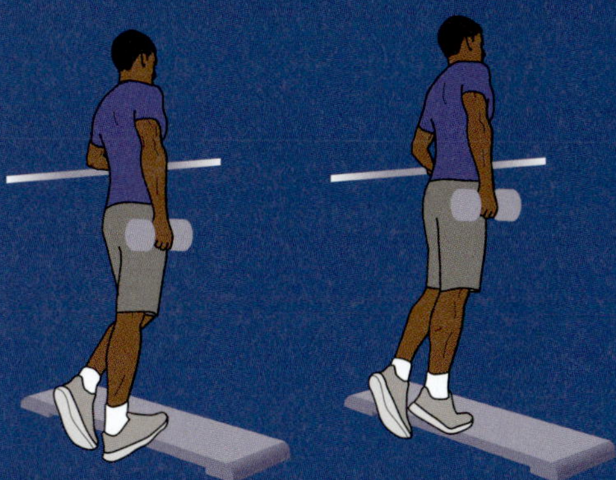

Einbeinige Fersenheber

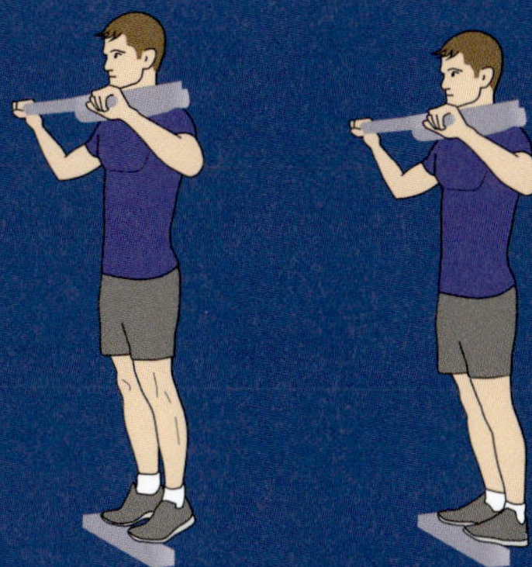

Beidbeinige Fersenheber mit zusätzlichem Gewicht

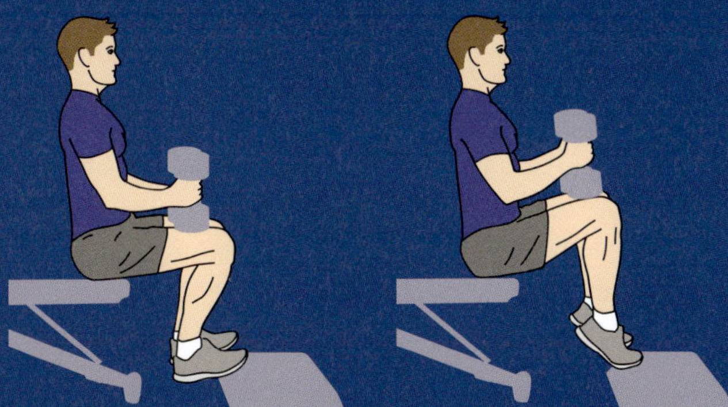

Fersenheber im Sitzen werden genutzt, wenn die Schmerzen sehr stark oder die Wade sehr schwach ist und dadurch Fersenheber im Stehen nicht durchgeführt werden können.

Isometrische Übungen können vor der isotonischen Belastung (normale konzentrische/exzentrische Kontraktionen) durchgeführt werden, da Sie Hemmungen verbessern können, was zu einem Kraftgewinn beitragen kann.[67] Isometrische Übungen können mehrmals am Tag nach Bedarf zur Schmerzreduzierung angewendet werden!

Werden Ihre Schmerzen besser? Das weist eindeutig darauf hin, dass die Therapie bei Ihnen anschlägt. Machen Sie weiter mit Stufe 2, wenn Ihre Schmerzen bei ungefähr zwei von zehn auf der VAS-Skala liegen und Sie sich in der Ausführung der isometrischen Übungen sicher fühlen.

STUFE 2: STÄRKE UND AUSDAUER

- Isotonische Stärke und Ausdauer, wo angebracht
- Niedrige Belastung der Sehne

Sie können nun von der vollen Plantarflexion der isometrischen Fersenheber (Halteübung) in Stufe 1 zur neutralen Position (Ferse auf dem Boden) übergehen. Gehen Sie zunächst nicht unter die neutrale Position (von einer Stufe steigen), arbeiten Sie langsam auf diese Position hin, so wie Ihr Körper es Ihnen erlaubt. Führen Sie die Trainingseinheiten in Stufe 2 drei Monate lang durch, falls Sie bei Ihrer Sportart keinen schnellen, federnden Belastungen ausgesetzt sind. Wenn Sie das Programm nicht den Anweisungen entsprechend ausführen, wird Ihre Achillessehne höchstwahrscheinlich wieder steif und schmerzhaft und Sie müssen von vorn anfangen.

Stellen Sie genau wie zuvor sicher, dass Sie die richtige Fußposition einnehmen. Achten Sie darauf, dass eine vollständige Plantarflexion ohne übermäßige Supination (Abrollen des Fußes nach außen) erreicht wird.

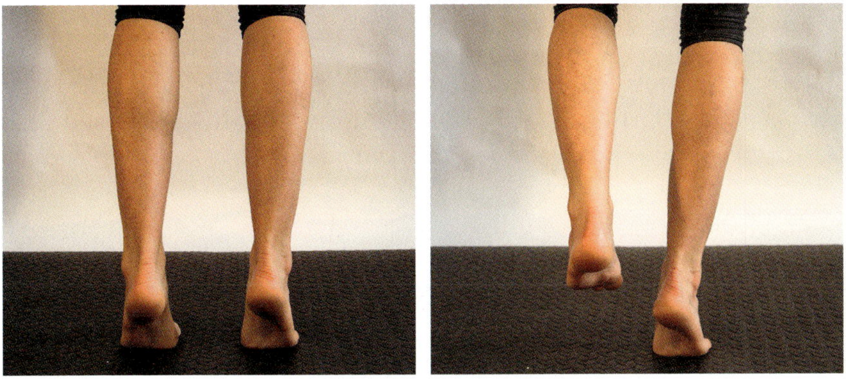

Achten Sie darauf, dass die Plantarflexion ohne übermäßige Supination erreicht wird.

1. Heben Sie die Fersen an (zählen Sie dabei bis zwei), halten Sie die Position zwei Sekunden und stellen Sie den Fuß wieder auf den Boden (zählen Sie dabei bis zwei).
2. Wiederholen Sie bis zu zwei Sätze à 15 Wiederholungen mit geraden Knien und zwei Sätze à 15 Wiederholungen mit gebeugten Knien.
3. Wenn diese Übung nur mit Ihrem Körpergewicht zu einfach wird, können Sie Folgendes tun:
   - Machen Sie mit einbeinigen Fersenhebern weiter und absolvieren Sie drei Sätze à 15 Wiederholungen (gerade und gebeugte Knie).
   - Nehmen Sie dann Gewichte und absolvieren Sie drei Sätze à acht Wiederholungen (gerade und gebeugte Knie).

Außerdem können Sie noch weitere Ausdauerübungen hinzufügen:

1. Ein Satz Fersenheber bis zur Ermüdung – kompletter Satz jeden Abend
2. Fügen Sie langsame Wiederholungen (viermal sechs bis acht Wiederholungen) dreimal die Woche hinzu.

Diese Übungen sollten Sie für den Rest Ihres Lebens zweimal wöchentlich durchführen!

Das Programm in Stufe 2 ist für Personen, die beispielsweise Golf spielen oder Tätigkeiten nachgehen, für die Hüpfen, Springen oder Laufen nicht notwendig ist, ausreichend. Machen Sie nur dann mit Stufe 3 und 4 weiter, wenn Sie sehr aktiv sind oder schnellere, federnde Belastungen brauchen, um Ihre Sportart wieder ausführen zu können.

STUFE 3: ÜBUNGEN ZUM KRAFTSPEICHERN (HOHE SEHNENBELASTUNG)

Sie haben Ihre Sehne bereits drei Monate lang gestärkt. Machen Sie die Übungen in Stufe 3 dreimal die Woche für weitere sechs bis zwölf Wochen.

Schnellere Belastungen der Sehne führen zum Speichern von Energie und machen die Sehne wieder flexibel, aber auf kontrollierte Art und Weise. Denken Sie daran, dass Sie Ihre Sehne nicht jeden Tag schnellen Belastungen aussetzen dürfen! Es sollte jeden Tag eine andere Art der Belastung ausgewählt werden, zum Beispiel: Tag mit Krafttraining – Tag mit schneller Belastung – Ruhetag – Tag mit Krafttraining – Tag mit schneller Belastung und so weiter. Das Körpergewicht ist ausreichend und sorgt praktisch für maximale Belastung.

Eine schnelle Übungseinheit, insbesondere wenn sie exzentrische Belastung beinhaltet, regt das Speichern von Energie an. Beispiele für schnelle Übungen:

- Langsames Seilspringen
- Mit der Zeit immer schneller werden

Führen Sie diese schnellen Übungen höchstens dreimal die Woche durch. An den anderen Tagen können Sie Ihr Kraft- oder Cross-Training fortsetzen.

Wenn Sie die nötige Kapazität für Ihr Ziel erreicht haben (zum Beispiel, wenn Sie planen, zehn Kilometer zu laufen), sollten Sie in der Lage sein, zehnmal die Treppe auf und ab zu laufen, dreimal drei Minuten Seil zu springen und so weiter.

Möglicherweise nehmen Sie nun den Sport wieder auf, der Ihre ursprüngliche Verletzung verursacht hat. Denken Sie also daran, dies auf eine kontrollierte Art und Weise zu tun (Distanz, Zeit, Intensität). Möglicherweise müssen Sie auch zu Stufe 4 übergehen, wenn Sie jetzt hohe Sehnenbelastungen hinzufügen müssen.

STUFE 4: ÜBUNGEN ZUM SPEICHERN UND FREISETZEN VON KRAFT (HOHE SEHNENBELASTUNG)

In Stufe 4 führen Sie das Programm aus Stufe 3 mit erhöhter Geschwindigkeit fort. Die Kraftfreisetzung aus der Sehne geschieht wie folgt:

- Schnelleres Seilspringen
- Springen mit beiden Beinen
- Einbeiniges Hüpfen
- Schnelleres Treppensteigen
- Laufübungen
- Richtungswechsel

Sobald Sie wieder mit dem Sport beginnen, können Sie das schnelle Belastungstraining aussetzen. Machen Sie weiterhin zweimal die Woche Krafttraining, auch wenn Sie bereits Sport treiben.

Ihre Schmerzen beobachten: Worauf Sie achten sollten

- Achten Sie auf die Reaktionen Ihrer Sehne in einem 24-Stunden-Zeitraum; dies ist eine gute Richtlinie für die Anpassung der Sehnenbelastung auf täglicher Grundlage. Wie sich die Sehne heute anfühlt, spiegelt die Reaktion auf die Belastung am Vortag wider.

- Wenn Sie die Belastung mit der Zeit allmählich erhöhen, machen Sie 24 Stunden nach der jeweiligen Belastung den Hüpftest. Nehmen die Schmerzen weiter zu und Ihre Sehne wird nicht mit der Belastung fertig, der Sie sie in der letzten Trainingseinheit (und wahrscheinlich auch in der Sitzung davor) ausgesetzt haben, ist das ein unmittelbares Feedback.

- Wenn Sie die Belastung erhöhen und alles gleich bleibt, passt sich die Sehne an und die Verletzung bessert sich.

- Mit fortschreitender Belastung während eines Rehabilitationsprogrammes sollten die Schmerzen abnehmen oder gleich bleiben.
    - Belastungen quantifizieren
    - Ein Zunehmen von Geschwindigkeit, Training zur Energiespeicherung und Kompression kann die Symptome verstärken.
    - Genaue Überwachung

- Ein gewisses Maß an Schmerzen (unter vier von zehn auf der VAS-Skala) ist während der Rehabilitation akzeptabel.[68]

Nicht vergessen!

1. Sehnen heilen nicht. An jedem Tag, an dem Sie Ihre Sehne überlasten, könnte diese Ihnen wieder Schmerzen bereiten.

2. Sie sollten jeden Tag einen Belastungstest (Hüpftest) machen. Wenn Sie heute den Belastungstest durchgeführt haben, sollten Sie morgen gleich oder besser abschneiden. Fällt der Belastungstest schlechter aus, haben Sie stärkere Schmerzen oder einen eingeschränkten Bewegungsspielraum, so weist dies darauf hin, dass Sie sich am Vortag einer zu starken Belastung ausgesetzt haben. Ruhen Sie einige Tage, bevor Sie sich einer neuerlichen Belastung aussetzen.

3. Ihre Sehne folgt immer dem Prinzip Ursache-Wirkung. Befolgen Sie das Programm oder Ihre Schmerzen werden nicht besser werden.

4. Dieses strukturierte Programm hilft Ihnen dabei, die Schmerzen erfolgreich zu bekämpfen.

Sie haben nun alles Notwendige, um Ihre Tendinopathie der Achillessehne zu diagnostizieren, zu behandeln und zu rehabilitieren. Falls Sie nicht ohnehin schon angefangen haben, legen Sie jetzt los!

ANHANG

HÄUFIG GESTELLTE FRAGEN

Hier finden Sie einige zusätzliche Informationen, die Sie interessieren könnten. Einige davon können Sie vielleicht sogar in Ihr Selbstbehandlungsprogramm aufnehmen.

Sind bildgebende Verfahren notwendig?

Im Allgemeinen lautet die Antwort: Nein, es ist nicht unbedingt notwendig, bildgebende Verfahren (Röntgen oder andere Aufnahmen) durchzuführen, um eine Tendinopathie der Achillessehne zu diagnostizieren. Üblicherweise kann Ihr Hausarzt oder Therapeut den Verdacht nach einer Untersuchung bestätigen.

Falls Sie nach der Selbstbewertung Zweifel haben, sprechen Sie mit Ihrem Hausarzt oder Therapeuten. Falls sie keine Tendinopathie vermuten oder unklar ist, was Ihre Schmerzen verursacht, wird wahrscheinlich eine angemessene bildgebende Untersuchung empfohlen.[69] Vermutlich wird man Ihnen eine Ultraschalluntersuchung empfehlen, bei der Schallwellen verwendet werden, um ein Bild Ihrer Sehne auf einem Bildschirm zu erzeugen. Eine Ultraschalluntersuchung (US) wird normalerweise als Erstes in Betracht gezogen, da sie dynamischer ist (der Fuß kann durchgehend bewegt werden) und leicht nachverfolgt werden kann.[70] Hierbei handelt es sich um eine völlig sichere und schmerzfreie Diagnosemöglichkeit.

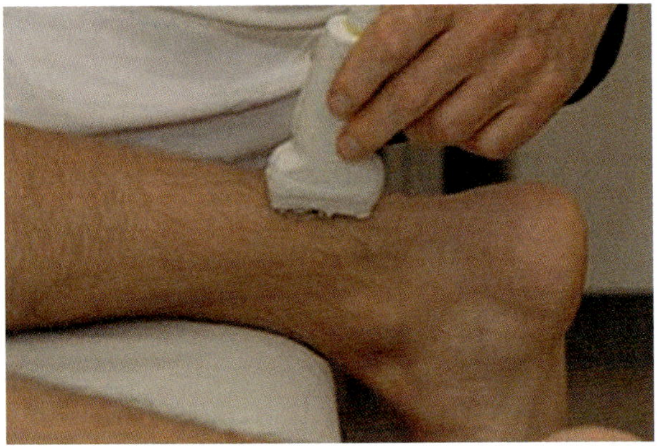

Ultraschall-Scan der Achillessehne

Die Alternative ist eine Ultraschall-Gewebecharakterisierung (*Ultrasound Tissue Characterization Scan*, UTC). Hierbei handelt es sich um ein objektiveres Mittel zur Darstellung der Veränderungen von Tendinopathien,[71] insbesondere wenn die Notwendigkeit besteht, die kurzfristige Reaktion einer Person auf Belastungen zu überprüfen. Allerdings ist diese Art eines bildgebenden Verfahrens derzeit nicht überall verfügbar.

Wenn Ihr Arzt entscheidet, dass bei Ihnen ein bildgebendes Verfahren durchgeführt werden sollte, bedeutet dies nicht, dass Sie sich Sorgen machen müssen.[72]

1. Ungefähr 80 Prozent der geschädigten Sehnen zeigen keinerlei Symptome.[73]
   - 80 bis 95 Prozent der geschädigten Sehnen haben nach einer Kräftigung genügend gesunde Teile, um damit zu arbeiten.[74]
   - Eine dicke Sehne ist eine gute Sehne mit einer großartigen Struktur – belasten Sie sie einfach richtig!
   - Die Struktur der Sehne verringert Ihre Chance auf eine Verbesserung allem Anschein nach nicht.
   - 55 Prozent der Australian-Football-Spieler mit pathologischen Sehnen spielen ohne Schmerzen auf Elite-Niveau.

2. Sehnen, die in der Bildgebung als »normal« eingeschätzt werden, können trotzdem schmerzhaft sein.[75]
3. Langjähriges Laufen führt oft zu einer pathologischen (geschädigten) Sehne, aber nicht unbedingt zu Schmerzen.[76]
4. Sowohl die Ultraschalluntersuchung als auch eine Magnetresonanztomografie (MRT) sind extrem schlecht in der Diagnose einer Tendinopathie ohne Risse oder Teilrisse. Ärzte sagen oft, diese Verfahren seien genauso hilfreich bei der Diagnose wie das Werfen einer Münze.[77]
5. Bildgebende Verfahren sind nützlich bei der Diagnose von Sehnenschmerzen, bei denen es sich nicht um eine Tendinopathie handelt.

Wie erhalte ich Stärke und Funktionsfähigkeit?[78]

Überkreuztes Lernen nennt man es, wenn Sie nur eine Extremität trainieren und die untrainierte ebenfalls stärker wird.[79] Ja, das funktioniert wirklich! Aber dieses Training muss mit sehr viel Kraft durchgeführt werden. Beim Krafttraining sollten wir unbedingt immer auch die unverletzte Seite trainieren. Gegebenenfalls können Sie dann zu einbeinigen Übungen übergehen, da die meisten sportlichen Aktivitäten einbeinig durchgeführt werden.

Was muss ich beim Wiedereinstieg in Training und Wettkämpfe beachten?[80]

Wenn Sportler mit Tendinopathie wieder an Wettkämpfen teilnehmen wollen, sollten sie die folgenden Punkte beachten (dieser Abschnitt sollte von Ihrem Therapeuten oder Kraft- und Ausdauer-Coach angeleitet werden):

1. Es gibt kein Rezept, das für alle Sportler passt, da Progression und Übungseinheiten von Ihrer Sportart/Disziplin abhängen.
2. Der Fokus sollte auf Ihrem Übergang zum Training liegen. Die Übungen müssen wiederholt durchgeführt werden können, ohne dass es am nächsten Morgen zu verstärkten Symptomen kommt.

3. Ihr Belastungsvolumen ist besonders wichtig.
   - Anzahl der Beschleunigungen (Tendinopathie der Achillessehne); Laufbahn-Training; Bergauflaufen
   - Anzahl der Verlangsamungen; Richtung; Tennis, Rugby, Football, Basketball
   - Beschleunigungen im falschen Winkel belasten die Achillessehne.
   - Laufen auf der Laufbahn oder querfeldein belastet die Achillessehne.
4. Sie sollten sich bewusst sein, dass das Laufen auf der inneren Laufbahn in der Athletik eine größere Belastung auf der medialen Seite der Achillessehne bedeutet. Daher ist es sinnvoll, die Belastung nach und nach zu erhöhen, indem Sie zunächst von Laufbahn 8 starten und sich langsam nach innen arbeiten.
5. Behalten Sie Ihre 24-Stunden-Reaktion nach starken Belastungen stets im Auge (physiologische Schmerzen).

Kann ich mit einem Zehn-Kilometer-Lauf einsteigen?

Hier ist eine Auswahl der Dinge, auf die Sie achten sollten:

- Walken/Laufen zum Aufwärmen/Trainingsende
- Schnelle Kurzläufe (*Stride throughs*) alle zwei bis drei Tage, viermal sechs bis acht Wiederholungen (60 bis100 Meter)
- Vergrößerung von Abstand oder Erhöhung der Wiederholungen/Trainingseinheiten
- Passen Sie stets nur einen einzigen Punkt auf einmal an: Wiederholungen, Geschwindigkeit oder Distanz
- Geschwindigkeitserhöhung – hohe Belastung alle drei Tage
- Gelangen Sie an Ihre Grenzen, wenn dies notwendig ist. Bereiten Sie sich nur auf das Ziel vor, das Sie auch wirklich angehen wollen.
- Sportler mit Tendinopathie der Achillessehne sollten zu Anfang Innenbahnen auf der Laufbahn vermeiden.
- Behalten Sie die 24-Stunden-Reaktion nach Belastung im Auge.

- Sobald sich die Sehne anpasst (die Schmerzen weniger werden), können Sie das Belastungsintervall reduzieren, aber nicht zusammen mit hohen Belastungen.
- Sprinten
- Beschleunigungen

Übertreiben Sie es nicht!

Halten Sie sich Folgendes vor Augen: Bevor Ihnen dieses Buch in die Hände gefallen ist und während Ihres Rehabilitationsprogrammes hatten Sie sogar Schwierigkeiten dabei, 20 einbeinige Fersenheber durchzuführen. Glauben Sie wirklich, Ihr Körper kann einer Belastung von 1,68 Millionen Kilogramm während eines Zehn-Kilometer-Laufs standhalten?[81]

- Durchschnittliche Zeit für einen 10-Kilometer-Lauf = 50 Minuten (langsame Trittfrequenz)
- Durchschnittliche Trittfrequenz = 150 Schritte pro Minute
- Schritte insgesamt = 150 × 50 = 7500
- Schritte pro Bein = 7500 : 2 = 3750
- Belastung der Achillessehne = 4500 N pro Schritt × 3750 Schritte = 16 875 000 N = 1,68 Millionen Kilogramm pro Bein

Ihre Plantarflexoren (Wadenmuskeln) absorbieren diese Belastung wie ein Stoßdämpfer!

GLOSSAR

Abduktion: Bewegung eines Knochens weg von der Mittellinie des Körpers oder einer Gliedmaße

Adduktion: Bewegung eines Knochens hin zur Mittellinie des Körpers oder einer Gliedmaße

Anterior: (nach) vorn; an der Vorderseite des Körpers

Articulationes metatarsophalangeae: Zehengrundgelenke; Gelenke zwischen den Mittelfußknochen des Fußes und den proximalen Knochen der Zehen

Bindegewebe: Gewebe, das andere Gewebe oder Organe verbindet, stützt, bindet oder trennt

Distal: weiter weg von der Körpermitte oder vom Ansatzpunkt einer Gliedmaße am Rumpf

Dorsal: auf der posterioren Oberfläche

Dorsalflexion: die Zehen nach oben in Richtung Decke strecken

Eversion: die Fußsohle nach außen drehen, sodass die Sohlen voneinander weg zeigen

Extension: sich strecken oder nach hinten beugen, weg von der Fötalposition

Faszien: Komponenten des Bindegewebes, die unserem Körper Form und Funktion verleihen

Flexion: Beugung, um den Winkel zwischen den Knochen an einem Gelenk zu verringern; von der anatomischen Position aus ist die Beugung normalerweise nach vorn gerichtet, außer am Kniegelenk, wo sie nach hinten ausgerichtet ist.

Hyperextension: Beugung einer Gliedmaße über ihren normalen Bewegungsspielraum hinaus

Inferior: unter; weiter vom Kopf entfernt oder in Richtung der unteren Körperhälfte

Inhibition: Hemmung; Unterdrückung eines Kraftaufwands durch das Gehirn

Inversion: die Fußsohle nach innen drehen, sodass die Fußsohlen zueinander zeigen

Isometrische Übungen: eine Art von Krafttraining, bei dem sich der Gelenkwinkel und die Muskellänge während der Kontraktion nicht verändern

Kortikale Hemmung: wenn das Gehirn einen Muskel in entspanntem Zustand hält und so verhindert, dass er sich zusammenzieht

Lateral: weg von der Körpermitte; auf der Außenseite des Körpers oder einer Gliedmaße

Leistung: die Handlung oder der Prozess der Ausführung einer Aufgabe oder Funktion

Medial: zur Körpermitte hin; auf der Innenseite einer Gliedmaße

Musculus triceps surae: Muskelpaar, das zusammen die Wade bildet; *Musculus gastrocnemius* und *Musculus soleus*

Muskelfatigue: Verringerung der Fähigkeit eines Muskels, Kraft zu erzeugen

Oberflächlich: zur oder auf der Körperoberfläche

Plantar: auf der Fußsohle

Plantarflexion: die Zehen nach unten in Richtung Boden strecken

Posterior: hinten; zur oder auf der Rückseite des Körpers

Proximal: näher an der Körpermitte (dem Bauchnabel) oder dem Punkt, an dem die Gliedmaßen am Rumpf ansetzen

Rotation: Bewegung eines Knochens oder des Rumpfes um seine eigene Längsachse

Superior: oben; in Richtung des Kopfes oder der oberen Körperhälfte

Superkompensation: der Zeitraum nach dem Training, in dem die trainierte Funktion eine höhere Leistungskapazität hat als vor dem Trainingsabschnitt

Tibia: Schienbeinknochen

Tief: weiter weg von der Körperoberfläche; weiter innen

Übertraining: tritt auf, wenn eine Person die Fähigkeit ihres Körpers, sich von anstrengenden Übungen zu erholen, überschreitet.

QUELLEN

1 Roberts et al.: »How tendons buffer energy dissipation by muscle«. In: *Exercise Sport Science Review* 41 (4), 2013: S. 186–193

2 Asplund, C. A.; Best, T. M.: »Achilles tendon disorders«. In: *British Medical Journal* 346, 2013: S. f1262

3 Asplund, C. A.; Best, T. M.: »Achilles tendon disorders«. In: *British Medical Journal* 346, 2013: S. f1262

4 Asplund, C. A., Best, T. M.: »Achilles tendon disorders«. In: *British Medical Journal* 346, 2013: S. f1262

5 Robinson, J. M.; Cook, J. L. et al.: »The Visa-A questionnaire: a valid and reliable index of the clinical severity of Achilles tendinopathy«. In: *British Journal of Sports Medicine* 35, 2001: S. 335–341

6 Carr, A. J.; Norris, S. H.: »The blood supply of the calcaneal tendon«. In: *J Bone Joint Surg Br* 71, 1989: S. 100–101

7 Soslowsky, L. J.; Thomopoulos, S.; Tun, S. et al.: »Neer Award 1999. Overuse activity injures the supraspinatus tendon in an animal model: a histologic and biomechanical study«. In: *J Shoulder Elbow Surg* 9, 2000: S. 79–84
Soslowsky, L. J.; Thomopoulos, S.; Esmail, A. et al.: »Rotator cuff tendinosis in an animal model: role of extrinsic and overuse factors«. In: *Ann Biomed Eng* 30, 2002: S. 1057–1063

8 Del Buono, A.; Battery, L.; Denaro, V.; Maccauro, G.; Maffulli, N.: »Tendinopathy and inflammation: some truths«. In: *Int J Immunopathol Pharmacol* 24, 2011: S. 45–50
Battery, L.; Maffulli, N.: »Inflammation in overuse tendon injuries«. In: *Sports Med Arthrosc* 19, 2011: S. 213–217

9 Habets, B.; van Cingel, R. E.: »Eccentric exercise training in chronic mid-portion Achilles tendinopathy: a systematic review on different protocols«. In: *Scand J Med Sci Sports* 25(1), 2015: S. 3–15
van Dijk, C. N.; van Sterkenburg, M. N.; Wiegerinck, J. I.; Karlsson, J.; Maffulli, N.: »Terminology for Achilles tendon related disorders«. In: *Knee Surg Sports Traumatol Arthrosc* 19(5), 2011: S. 835–841

10 Fahlström, M.; Lorentzon, R.; Alfredson, H.: »Painful conditions in the Achilles tendon region in elite badminton players«. In: *Am J Sports Med* 30, 2002: S. 51–54

11 Alonso, J. M.; Junge, A.; Renström, P. et al.: »Sports injuries surveillance during the 2007 IAAF World Athletics Championships«. In: *Clin J Sport Med* 19, 2009: S. 26–32

12 Maffulli, N.; Kader, D.: »Tendinopathy of tendo achillis«. In: *J Bone Joint Surg Br* 84, 2002: S. 1–8

13 Schepsis, A. A.; Jones, H.; Haas, A. L.: »Achilles tendon disorders in athletes«. In: *Am J Sports Med* 30, 2002: S. 287–305

14 Schepsis, A. A.; Jones, H.; Haas, A. L.: »Achilles tendon disorders in athletes«. In: *Am J Sports Med* 30, 2002: S. 287–305

15 Asplund, C. A.; Best, T. M.: »Achilles tendon disorders«. In: *British Medical Journal* 346, 2002: S. f1262
Maffulli, N.; Kenward, M. G.; Testa, V.; Capasso, G.; Regine, R.; King, J. B.: »Clinical diagnosis of Achilles tendinopathy with tendinosis«. In: *Clin J Sport Med* 13, 2003: S. 11–15

Silbernagel, K. G.; Gustavsson, A.; Thomee, R.; Karlsson, J.: »Evaluation of lower leg function in patients with Achilles tendinopathy«. In: *Knee Surg Sports Traumatol Arthrosc* 14, 2006: S. 1207–1217

16 Maffulli, N.; Kenward, M. G.; Testa, V.; Capasso, G.; Regine, R.; King, J. B.: »Clinical diagnosis of Achilles tendinopathy with tendinosis«. In: *Clin J Sport Med* 13, 2003: S. 11–15

17 Maffulli, N.; Kenward, M. G.; Testa, V.; Capasso, G.; Regine, R.; King, J. B.: »Clinical diagnosis of Achilles tendinopathy with tendinosis«. In: *Clin J Sport Med* 13, 2003: S. 11–15

18 Silbernagel, K. G.; Gustavsson, A.; Thomee, R.; Karlsson, J.: »Evaluation of lower leg function in patients with Achilles tendinopathy«. In: *Knee Surg Sports Traumatol Arthrosc* 14, 2006: S. 1207–1217

19 Silbernagel, K. G.; Gustavsson, A.; Thomee, R.; Karlsson, J.: »Evaluation of lower leg function in patients with Achilles tendinopathy«. In: *Knee Surg Sports Traumatol Arthrosc* 14, 2006: S. 1207–1217

20 Alfredson, H.: »Mid portion Achilles tendinosis and the plantaris tendon«. In: *Br J Sports Med* 45(13), 2011: S. 1023–1025

21 Schepsis, A. A.; Jones, H.; Haas, A. L.: »Achilles tendon disorders in athletes«. In: *Am J Sports Med* 30, 2002: S. 287–305

22 Cook, J. L.; Purdam, C.: »Is compressive load a factor in the development of tendinopathy?«. In: *British Journal of Sports Medicine* 46(3), 2012: S. 163–168. doi:10.1136/bjsports-2011-09041

23 Schepsis, A. A.; Jones, H.; Haas, A. L.: »Achilles tendon disorders in athletes«. In: *Am J Sports Med* 30, 2002: S. 287–305

24 Schepsis, A. A.; Jones, H.; Haas, A. L.: »Achilles tendon disorders in athletes«. In: *Am J Sports Med* 30, 2002: S. 287–305

25 Masci, L.; Spang, C.; van Schie, H. T. et al.: »How to diagnose plantaris tendon involvement in midportion Achilles tendinopathy–clinical and imaging findings«. In: *BMC Musculoskelet Disord* 17, 2016: S. 97
Spang, C.; Alfredson, H.; Ferguson, M. et al.: »The plantaris tendon in association with mid-portion Achilles tendinosis: tendinosis-like morphological features and presence of a non-neuronal cholinergic system«. In: *Histol Histopathol* 28(5), 2013: S. 623–632
Spang, C.; Harandi, V. M.; Alfredson, H. et al.: »Marked innervation but also signs of nerve degeneration in between the Achilles and plantaris tendons and presence of innervation within the plantaris tendon in midportion Achilles tendinopathy«. In: *J Musculoskelet Neuronal Interact* 15(2), 2015: S. 197–206

26 Saragiotto, B. T.; Yamato, T. P.; Hespanhol Junior, L. C. et al.: »What are the main risk factors for running-related injuries?«. In: *Sports Med* 44(8), 2014: S. 1153–1163
van Gent, R. N.; Siem, D.; van Middelkoop, M. et al.: »Incidence and determinants of lower extremity running injuries in long distance runners: a systematic review«. In: *Br J Sports Med* 41(8), 2007: S. 469–480; Besprechung 480

27 Lewis, T.; Cook, J.: »Fluoroquinolones and tendinopathy: a guide for athletes and sports clinicians and a systematic review of the literature«. In: *J Athl Train* 49(3), 2014: S. 422–427

28 Kirchgesner, T.; Larbi, A; Omoumi, P. et al.: »Drug-induced tendinopathy: from physiology to clinical applications«. In: *Joint Bone Spine* 81(6), 2014: S. 485–492

29 Marti, B.; Vader, J. P.; Minder, C. E. et al.: »On the epidemiology of running injuries. The 1984 Bern Grand-Prix study«. In: *Am J Sports Med* 16(3), 1988: S. 285–294

Nielsen, R. Ø.; Parner, E. T.; Nohr, E. A. et al.: »Excessive progression in weekly running distance and risk of running-related injuries: an association which varies according to type of injury«. In: *J Orthop Sports Phys Ther* 44(10), 2014: S. 739–747
Orchard, J. W.; Blanch, P.; Paoloni, J. et al.: »Cricket fast bowling workload patterns as risk factors for tendon, muscle, bone and joint injuries«. In: *Br J Sports Med* 49(16), 2015: S: 1064–1068
Windt, J.; Gabbett, T. J.: »How do training and competition workloads relate to injury? The workload–injury aetiology model«. In: *Br J Sports Med* 51(5), 2017: S. 428–435. doi: 10.1136/bjsports-2016-096040

30 Kaufman, K. R.; Brodine, S. K.; Shaffer, R. A.; Johnson, C. W.; Cullison, T. R.: »The effect of foot structure and range of motion on musculoskeletal overuse injuries«. In: *Am J Sports Med* 27, 1999: S. 585–593
Mahieu, N. N.; Witvrouw, E.; Stevens, V.; Van Tiggelen, D.; Roget, P.: »Intrinsic risk factors for the development of Achilles tendon overuse injury: a prospective study«. In: *Am J Sports Med* 34, 2006: S. 226–235
Kvist, M.: »Achilles tendon injuries in athletes«. In: *Ann Chir Gynaecol* 80, 1991: S. 188–201
Nigg, B. M.: »The role of impact forces and foot pronation: a new paradigm«. In: *Clinical Journal of Sport Medicine* 11, 2001: S. 2–9

31 Cook and Purdam: »Is tendon pathology a continuum? A pathology model to explain the clinical presentation of load-induced teninopathy«. In: *Br J Sports Med* 43, 2009: S. 409–416

32 Scott, A.; Cook, J.; Hart, D.; Walker, D.; Duronio, V.; Khan, K.: »Tenocyte responses to mechanical loading in vivo: a role for local insulin-like growth factor 1 signaling in early tendinosis in rats«. In: *Arthritis & Rheumatism* 56(3), 2007: S. 871–881

33 Cook and Purdam (2009): »Is tendon pathology a continuum? A pathology model to explain the clinical presentation of load-induced teninopathy«. In: *Br J Sports Med* 43, 2009: S. 409–416

34 Maffulli, N.; Wong, J.; Almekinders, L. C.: »Types and epidemiology of tendinopathy«. In: *Clin Sports Med* 22, 2003: S. 675–692
Magnussen, R. A.; Dunn, W. R.; Thomson, A. B.: »Nonoperative treatment of midportion Achilles tendinopathy: a systematic review«. In: *Clin J Sport Med* 19, 2009: S. 54–64
Malliaras, P.; Barton, C. J.; Reeves, N. D.; Langberg, H.: »A systematic review comparing clinical outcomes and identifying potential mechanisms for effectiveness«. In: *Sports Med* 43, 2013: S. 267–286
Holmes, G. B.; Lin, J.: »Etiologic factors associated with symptomatic Achilles tendinopathy«. In: *Foot Ankle Int* 27, 2006: S. 952–959
Rolf, C.; Movin, T.: »Etiology, histopathology, and outcome of surgery in achillodynia«. In: *Foot Ankle Int* 18, 1997: S. 565–569

35 Malliaras, P.; Purdam, C.; Maffulli, N.; Cook, J.: »Temporal sequence of greyscale ultrasound changes and their relationship with neovascularity and pain in the patellar tendon«. In: *British Journal of Sports Medicine* 44(13), 2010: S. 944–947
Ohberg, L.; Lorentzon, R.; Alfredson, H.: »Eccentric training in patients with chronic Achilles tendinosis: normalised tendon structure and decreased thickness at follow up«. In: *Br J Sports Med* 38, 2004: S. 8–11

36 Cook and Purdam: »Is tendon pathology a continuum? A pathology model to explain the clinical presentation of load-induced teninopathy«. In: *Br J Sports Med* 43, 2009: S. 409–416

37 Rio, E: »Sports Injuries Virtual Conference« [Internet, Abruf vom 3. September 2019]. Verfügbar unter: clinicaledge.co

38 Heales, L. J.; Lim, E. C.; Hodges, P. W. et al.: »Sensory and motor deficits exist on the non-injured side of patients with unilateral tendon pain and disability—implications for central nervous system involvement: a systematic review with meta-analysis«. In: *Br J Sports Med* 48, 2014: S. 1400–1406

39 Rio, E.; Kidgell, D.; Purdam, C. et al.: »Isometric exercise induces analgesia and reduces inhibition in patellar tendinopathy«. In: *Br J Sports Med* 49, 2015: S. 1277–1283

40 Vanore, J. et al.: »The diagnosis and treatment of heel pain: a clinical practice guideline–revision«. In: *J of Foot and Ankle Surgery* 49(3), 2010: S. 1–19

41 Malliaras, P.; Barton, C. J.; Reeves, N. D.; Langberg, H.: »A systematic review comparing clinical outcomes and identifying potential mechanisms for effectiveness«. In: *Sports Med* 43, 2013: S. 267–286

42 Malliaras, P.; Barton, C. J.; Reeves, N. D.; Langberg, H.: »A systematic review comparing clinical outcomes and identifying potential mechanisms for effectiveness«. In: *Sports Med* 43, 2013: S. 267–286

43 Couppe, C.; Svensson, R. B.; Silbernagel, K. G.; Langberg, H.; Magnusson, S. P.: »Eccentric or concentric exercises for the treatment of tendinopathies?«. In: *J Orthop Sports Phys Ther* 45(11), 2015: S. 853–863. https://doi.org/10.2519/jospt.2015.5910

44 O'Neill, S.; Watson, P. J.; Barry, S.: »Why are eccentric exercises effective for Achilles tendinopathy?«. In: *Int J Sports Phys Ther* 10(4), 2015: S. 552–562

45 Rio, E.; Kidgell, D.; Purdam, C. et al.: »Isometric exercise induces analgesia and reduces inhibition in patellar tendinopathy«. In: *Br J Sports Med* 49: S. 1277–1283
Tompra, N.; van Dieen, J. H.; Coppieters, M. W.: »Central pain processing is altered in people with Achilles tendinopathy«. In: *Br J Sports Med* 50 (16), 2016: S. 1004–1007. https://doi.org/10.1136/bjsports-2015-095476

46 Benjamin, M.: »Tendons are dynamic structures that respond to changes in exercise levels«. In: *Scand J Med Sci Sports* 12, 2002: S. 63–64

47 Langberg, H.; Skovgaard, D.: Asp, S. et al.: »Time pattern of exercise-induced changes in Type I collagen turnover after prolonged endurance exercise in humans«. In: *Calcif Tissue Int* 67, 2000: S. 41–44

48 Cook, J. L.; Purdam, C.: »Is compressive load a factor in the development of tendinopathy?«. In: *British Journal of Sports Medicine* 46 (3), 2012: S. 163–168. doi:10.1136/bjsports-2011-09041

49 Malliaras, P.; Barton, C. J.; Reeves, N. D.; Langberg, H.: »A systematic review comparing clinical outcomes and identifying potential mechanisms for effectiveness«. In: *Sports Med* 43, 2013: S. 267–286

50 Alfredson, H.; Cook, J.: »A treatment algorithm for managing Achilles tendinopathy: new treatment options«. In: *Br J Sports Med* 41, 2007: S. 211–216

51 Roos, E. M.; Engstrom, M.; Lagerquist, A.; Soderberg, B.: »Clinical improvement after 6 weeks of eccentric exercise in patients with mid-portion Achilles tendinopathy—a randomized trial with 1-year follow-up«. In: *Scand J Med Sci Sports* 14, 2004: S. 286–295

52 Alfredson, H.; Ohberg, L.: »Sclerosing injections to areas of neo-vascularisation reduce pain in chronic Achilles tendinopathy: a double-blind randomised controlled trial«. In: *Knee Surg Sports Traumatol Arthrosc* 13, 2005: S. 338–334

53 Rompe, J. D.; Furia, J. P.; Maffulli, N.: »Mid-portion Achilles tendinopathy—current options for treatment«. In: *Disabil Rehabil* 30, 2008: S. 1666–1676

54 Kubo, K.; Akima, H.; Ushiyama, J. et al.: »Effects of 20 days of bed rest on the viscoelastic properties of tendon structures in lower limb muscles«. In: *Br J Sports Med* 38, 2004: S. 324–330

55 Uchida, H.; Tohyama, H.; Nagashima, K. et al.: »Stress deprivation simultaneously induces over-expression of interleukin1beta, tumor necrosis factor-alpha, and transforming growth factor-beta in fibroblasts and mechanical deterioration of the tissue in the patellar tendon«. In: *J Biomech* 38, 2005: S. 791–798

56 Jonsson, P.; Cook, J.; Alfredson, H.: »New regimen for eccentric calf muscle training in patients with chronic insertional Achilles tendinopathy: results of a pilot-study«. In: *Br J Sports Med* 42, 2008: S. 746–749

57 Magnussen, R. A.; Dunn, W. R.; Thomson, A. B.: »Nonoperative treatment of midportion Achilles tendinopathy: a systematic review«. In: *Clin J Sport Med* 19, 2009: S. 54–64ook, J.: »Funky treatments in elite sports people: do they just buy rehabilitation time?«. In: *Br J Sports Med* 44, 2010: S. 221

58 Visnes, H.; Hoksrud, A.; Cook, J.; Bahr, R.: »No effect of eccentric training on jumpers knee in volleyball players during the competitive season: a randomised clinical trial«. In: *Clinical Journal of Sports Medicine* 15 (4), 2005: S. 227–234

59 Joyce, D.; Lewindon, D.: *Sports Injury Prevention and Rehabilitation: Integrating Medicine and Science for Performance Solutions.* Abingdon and New York: Routledge, 2016

60 Malliaras, P.; Barton, C. J.; Reeves, N. D.; Langberg, H.: »A systematic review comparing clinical outcomes and identifying potential mechanisms for effectiveness«. In: *Sports Med* 43, 2013: S. 267–286

61 Benjamin, M.; Moriggl, B.; Brenner, E. et al.: »The ›enthesis organ‹ concept«. In: *Arthr Rheum* 50, 2004: S. 3306–3313
Benjamin, M.; Ralphs, J. R.: »Fibrocartilage in tendons and ligaments—an adaption to compressive load«. In: *J Anat* 193, 1998: S. 481–494
Almekinders, L. C.; Weinhold, P. S.; Maffulli, N.: »Compression etiology in tendinopathy«. In: *Clin Sports Med* 22, 2003: S. 703–710

62 Rio, E.; Kidgell, D.; Moseley, G. L.; Gaida, J.; Docking, S.; Purdam, C. et al.: »Tendon neuroplastic training: changing the way we think about tendon rehabilitation: a narrative review«. In: *Br J Sports Med* 50 (4), 2016: S. 209–215. https://doi.org/10.1136/bjsports-2015-095215

63 Cormack, S.: »Monitoring training load and fatigue«. UKSCA annual conference, 2015

64 Brink, M. S. et al.: »Monitoring load, recovery, and performance in young elite soccer players«. In: *J Strength Cons Res* 24 (3), 2010: S. 597–603

65 Orchard, J. W.; Blanch, P.; Paoloni, J. et al.: »Cricket fast bowling workload patterns as risk factors for tendon, muscle, bone and joint injuries«. In: *Br J Sports Med* 49 (16), 2015: S. 1064–1068

66 Malliaras, P.; Barton, C. J.; Reeves, N. D.; Langberg, H.: »A systematic review comparing clinical outcomes and identifying potential mechanisms for effectiveness«. In: *Sports Med* 43, 2015: S. 267–286

67 Rio, E.; Kidgell, D.; Purdam, C. et al.: »Isometric exercise induces analgesia and reduces inhibition in patellar tendinopathy«. In: *Br J Sports Med* 49, 2015: S. 1277–1283
Rio, E.; Kidgell, D.; Moseley, G. L.; Gaida, J.; Docking, S.; Purdam, C. et al.: »Tendon neuroplastic training: changing the way we think about tendon rehabilitation: a narrative review«. In: *Br J Sports Med* 50 (4), 2016: S. 209–215. https://doi.org/10.1136/bjsports-2015-095215

68 Malliaras, P.; Barton, C. J.; Reeves, N. D.; Langberg, H.: »A systematic review comparing clinical outcomes and identifying potential mechanisms for effectiveness«. In: *Sports Med* 43, 2013: S. 267–286

69 Dockings: »Sports Injuries Virtual Conference«, 2017 [Internet, Abruf vom 3. September 2019]. Verfügbar unter: clinicaledge.co

70 Del Buono, A.; Chan, O.; Maffulli, N.: »Achilles tendon: functional anatomy and novel emerging models of imaging classification«. In: *International Orthopaedics* 37, 2013: S. 715–721

71 van Schie, H. T.; De Vos, R. J.; De Jonge, S. et al.: »Ultrasonographic tissue characterisation of human Achilles tendons: quantification of tendon structure through a novel non-invasive approach«. In: *Br J Sports Med* 44, 2010: S. 1153–1159
Docking, S. I.; Cook, J.: »Pathological tendons maintain sufficient aligned fibrillar structure on ultrasound tissue characterization (UTC)«. In: *Scandinavian Journal of Medicine and Science in Sports* 26 (6), 2016: S. 675–683. doi: 10.1111/sms.12491

72 Dockings: »Sports Injuries Virtual Conference«, 2017 [Internet, Abruf vom 3. September 2019]. Verfügbar unter: clinicaledge.co

73 Malliaras, P.; Purdam, C.; Maffulli, N.; Cook, J.: »Temporal sequence of greyscale ultrasound changes and their relationship with neovascularity and pain in the patellar tendon«. In: *Br J Sports Med* 44 (13), 2010: S. 944–947

74 Dockings: »Sports Injuries Virtual Conference«, 2017 [Internet, Abruf vom 3. September 2019]. Verfügbar unter: clinicaledge.co

75 Malliaras, P.; Cook, J.: »Patellar tendons with normal imaging and pain: change in imaging and pain status over a volleyball season«. In: *Clin J Sports Med* 16, 2006: S. 388–391

76 Lieberthal, K.; Cook, J.; Paterson, K.; Kiss, Z.; Bradshaw, E.: »Asymptomatic Achilles tendinopathy in male distance runners«. In: *Journal of Science and Medicine in Sport* 18 (1), 2014: S. e1–e2

77 Dockings: »Sports Injuries Virtual Conference«, 2017 [Internet, Abruf vom 3. September 2019]. Verfügbar unter: clinicaledge.co

78 Rio, E.: »Sports Injuries Virtual Conference«, 2017 [Internet, Abruf vom 3. September 2019]. Verfügbar unter: clinicaledge.co

79 Kidgell, D.; Rio, E.; Purdam, C. et al: »Isometric exercise induces analgesia and reduces inhibition in patellar tendinopathy«. In: *Br J Sports Med* 49, 2015: S. 1277–1283
Goodwill, A. M.; Pearce, A. J.; Kidgell, D. J.: »Corticomotor plasticity following unilateral strength training«. In: *Muscle Nerve* 46, 2012: S. 384–393

80 Purdam, C: [Video] »Return to competition in the athlete with tendinopathy«, 2017. YouTube.com

81 O'Neill, S.: *Physio Edge Podcast*, Folge 42, »Treatment of Plantaris & Achilles Tendinopathy«, 2016

ÜBER DIE AUTORIN

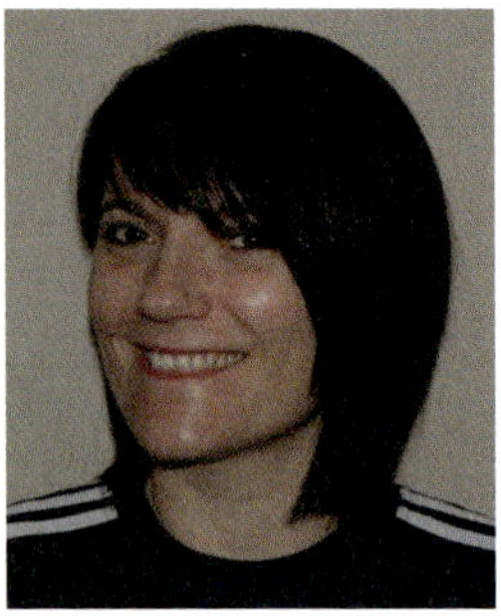

Paula Clayton war zwischen 2003 und 2014 als leitende Leistungstherapeutin für das English Institute of Sport and British Athletics tätig. Sie hat als Teil des medizinischen Teams zusammen mit den britischen Leichtathleten zahlreiche Reisen zu den Olympischen Spielen (Athen, Peking und London), den Commonwealth-Spielen und den Welt- und Europameisterschaften unternommen.

DANK

Ich kann Amanda Scott nicht genug für die vielen, vielen Stunden danken, die sie geopfert hat, um mich dabei zu unterstützen, dieses Buch für ein breites Publikum zugänglich zu machen, indem sie viele Fachbegriffe gestrichen und mir dabei geholfen hat, die Kapitel neu zu ordnen, um sie leichter nachvollziehbar zu machen. Amanda ist selbst eine unglaubliche Athletin gewesen, die an Marathonläufen auf der ganzen Welt, Triathlonwettkämpfen und einem Iron Man teilgenommen hat. Mein Dank geht auch an Jon von Lotus Publishing, der mich nach kurzer Besprechung dazu ermuntert hat, dieses Buch zu schreiben, das erste in einer Serie von Büchern zum Thema »Wie Sie … behandeln«. Ich möchte auch denjenigen meiner Kursteilnehmer danken, die mich überhaupt erst auf die Idee für dieses Buch gebracht haben, als sie mir sagten: »Paula, ich wünschte, ich könnte dich einfach in meine Tasche stecken und überall mit hinnehmen.«

Danke an Liz Quickenden für einige der Fotos und an Sophie Cook und Emily Knibbs, die für mich Modell gestanden haben. Ich danke auch allen Forschern, die sich auf Tendinopathien spezialisiert haben und unermüdlich daran arbeiten, dieses komplexe Thema besser verstehen zu können.